中国抗癌协会肿瘤营养专业委员会
中国营养学会肿瘤营养管理分会　联合推荐

Theory and Practice of
Cancer Nutrition Education

肿瘤营养教育
理论与实践

名誉主编　石汉平　于　雷

主　　编　丛明华

副 主 编　孔永霞　邹宝华　朱闻捷　宋晨鑫

人民卫生出版社
PEOPLE'S MEDICAL PUBLISHING HOUSE

图书在版编目（CIP）数据

肿瘤营养教育理论与实践 / 丛明华主编. — 北京：
人民卫生出版社，2020
ISBN 978-7-117-29722-6

Ⅰ.①肿⋯　Ⅱ.①丛⋯　Ⅲ.①肿瘤－临床营养　Ⅳ.
①R730.59

中国版本图书馆 CIP 数据核字（2020）第 019580 号

| 人卫智网 | www.ipmph.com | 医学教育、学术、考试、健康，购书智慧智能综合服务平台 |
| 人卫官网 | www.pmph.com | 人卫官方资讯发布平台 |

肿瘤营养教育理论与实践

主　　编：丛明华
出版发行：人民卫生出版社（中继线 010-59780011）
地　　址：北京市朝阳区潘家园南里 19 号
邮　　编：100021
E - mail：pmph @ pmph.com
购书热线：010-59787592　010-59787584　010-65264830
印　　刷：北京盛通印刷股份有限公司
经　　销：新华书店
开　　本：710×1000　1/16　印张：15
字　　数：253 千字
版　　次：2020 年 4 月第 1 版　2020 年 4 月第 1 版第 1 次印刷
标准书号：ISBN 978-7-117-29722-6
定　　价：65.00 元
打击盗版举报电话：010-59787491　E-mail：WQ @ pmph.com
质量问题联系电话：010-59787234　E-mail：zhiliang @ pmph.com

编者名单

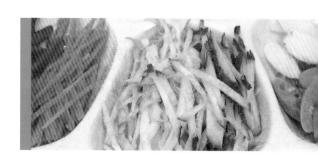

编者（按姓氏笔画排序）

于　康　中国医学科学院北京协和医院

于　雷　中国医学科学院肿瘤医院

于仁文　解放军总医院第七医学中心

王　卉　江苏省肿瘤医院

毛志音　河南省肿瘤医院

孔永霞　河南省肿瘤医院

石汉平　首都医科大学附属北京世纪坛医院

丛明华　中国医学科学院肿瘤医院

朱　江　四川大学华西医院

朱闻捷　中国医学科学院肿瘤医院

刘　波　山东省肿瘤医院

刘方芳　河北医科大学第四医院

刘昌峨　解放军总医院第七医学中心

刘金英　中国医学科学院肿瘤医院

许　静　北京康爱营养科技股份有限公司

许红霞　陆军军医大学大坪医院

李　薇　吉林大学第一医院

李全福　鄂尔多斯市中心医院

李颖颖　河南大学第一附属医院

余亚英　河南大学第一附属医院

余慧青　重庆大学附属肿瘤医院

邹宝华　中国医学科学院肿瘤医院
宋春花　郑州大学公共卫生学院
宋晨鑫　中国医学科学院肿瘤医院
张晓伟　河北省人民医院
陆　怡　浙江省肿瘤医院
陈　妍　江苏省肿瘤医院
陈小兵　河南省肿瘤医院
周利群　浙江省肿瘤医院
赵莎莎　山东大学齐鲁医院
姚　颖　华中科技大学附属同济医院
姚庆华　浙江省肿瘤医院
秦　晋　河南省肿瘤医院
贾平平　首都医科大学附属北京世纪坛医院
倪　安　河北医科大学第四医院
高淑清　河北医科大学第四医院
黄双见　河南大学第一附属医院
龚　晶　中国医科大学附属第一医院
缪明永　海军军医大学
瞿慧敏　国家体育总局运动医学研究所运动营养研究中心

前言

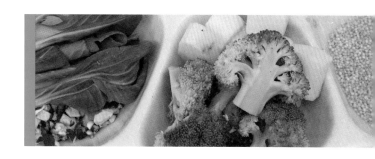

　　对肿瘤患者实施营养教育能够改善患者的营养状况和临床结局。而营养教育讲究标准化和流程化，标准化的营养教育可以让患者接受的知识更加规范，流程化的营养教育有利于推广营养教育理念，并将理念转化为实践。在结合国外的肿瘤营养研究进展，并进行长期的肿瘤患者营养教育实践后，我们总结出一套适合我国肿瘤患者现状的营养教育规范，主要内容包括：

1.　正确认识营养不良的概念。营养不良是指由于缺乏营养物质的摄入或摄取所导致的身体成分（非脂肪组织下降）以及机体细胞质量改变的一种状态，常造成生理功能下降、心理功能障碍，以及疾病的不良预后。对营养不良概念认识的清晰化是营养教育的基础。

2.　肿瘤患者发生营养不良不利于自身恢复。对于肿瘤患者而言，营养不良不仅加重抗肿瘤治疗的毒副作用，增加合并感染的风险，降低治疗的敏感性和耐受性，而且对患者的生活质量和心理健康都产生严重的危害，最终导致不良预后，加剧病情进展。

3.　造成肿瘤患者营养不良的原因很复杂。肿瘤患者受机体能量需求增加、营养消化吸收障碍以及治疗相关因素的影响，导致饮食摄入量明显降低、能量负平衡严重，从而引发营养不良。

4.　恶性肿瘤患者在整个患病及治疗过程中发生营养不良的风险很高，有 50% 甚至以上的概率会出现营养不良。尤其是消化道肿瘤、头颈部肿瘤患者，其营养不良发病率明显高于其他部位肿瘤的患者。

5. 虽然营养不良发病率极高，但大量研究发现，科学的营养治疗可明显减少肿瘤患者治疗副反应，降低术后并发症的发生率，并加快术后恢复速度、缩短住院时间、提高生活质量、降低治疗费用。营养治疗对肿瘤患者的意义重大。

6. 指导患者，使其了解最基本的营养诊疗路径。主要分为三个步骤：营养诊断、营养干预以及营养监测和评价。

7. 营养不良的诊断分为营养风险筛查和营养状况评估两方面。通过营养风险筛查工具可初步筛查营养风险，再经过评估量表以及系统地营养评估（包括病史、摄入食物情况、体重变化、消化道相关症状、身体功能、机体成分分析和血液指标分析等的综合评估），才能最终为患者诊断是否为营养不良。

8. 仔细回顾患者的膳食史。膳食评估是营养诊疗过程中的关键，不但能够量化患者的饮食量，而且也为指导患者营养饮食提供依据，是整体营养治疗必不可少的环节。但由于缺乏营养评价的专业人员，在国内现在的医疗环境下，亟须一套简单易操作，还能准确评估患者膳食状况的工具。我们在长期的肿瘤患者营养及膳食问题研究工作中逐步发现，肿瘤患者的饮食有一定规律，根据患者的饮食特点，将肿瘤患者常见的饮食模式量化，创新性提出患者膳食自评工具，从而可以快速评估出患者的饮食量范围，为患者营养评估、营养治疗及营养监测提供相应的依据。

9. 估算患者的营养目标需求量，指导患者基本的计算方法。

10. 营养不良干预方法一般分为两类：人工营养和营养教育。人工营养分为肠内营养和肠外营养；营养教育是教给患者一些基本的营养干预措施，可以提高患者对营养治疗的接受度，让患者可以参与到治疗决策中，提高营养服务质量。

11. 营养治疗监测是评估营养治疗效果，以及调整和完善营养治疗方案的重要一环。监测指标包括体重、肌肉量、握力、步行速度、饮食量、基本血液指标等。让患者了解营养监测方法和监测意义，可提高患者对诊疗的配合度。

12. 指导患者规避肿瘤营养误区。国内患者对自身营养状况认识不足，33.3% 的患者认为自己饮食状况良好，实际摄入却显著不足，存在营养不良的风险。并且，患者对营养饮食的误区较多，有 70.7% 的恶性肿瘤患者对患病后能吃什么、不能吃什么存在疑虑，82% 的患者发现通过各种途径获取的饮食信息存在矛盾。

13. 指导患者参照饮食推荐食谱。肿瘤患者常常不能进食普通食物，而是以流食、半流食为主，或者几种饮食模式时常切换。如果没有很好的饮食指导，患者能量及其他各种营养素常摄入较低。指导患者如何制作高能量、高蛋白质的饮食，将对患者的营养教育起到实质性的意义。

以上 13 条是标准化、流程化营养教育的核心内容，本书将详细阐述这 13 条的具体内容，以及其提出的理论依据和研究背景，希望此书能够给广大医务工作者及肿瘤患者提供帮助。

本书第二章是为肿瘤患者研发的食谱，在此对参与食谱研发的专家同道以及费森尤斯卡比华瑞制药有限公司和纽迪希亚制药（无锡）有限公司表示衷心感谢。希望此书能够给广大医务工作者及肿瘤患者提供帮助。

丛明华

2020 年 2 月

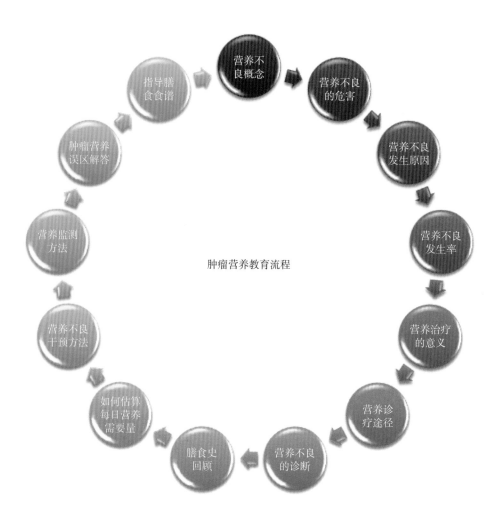

肿瘤营养教育流程

营养不良概念 → 营养不良的危害 → 营养不良发生原因 → 营养不良发生率 → 营养治疗的意义 → 营养诊疗途径 → 营养不良的诊断 → 膳食史回顾 → 如何估算每日营养需要量 → 营养不良干预方法 → 营养监测方法 → 肿瘤营养误区解答 → 指导膳食食谱

目录

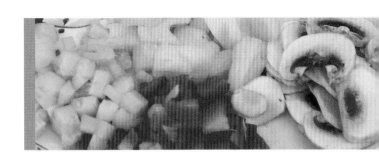

第一章 综述

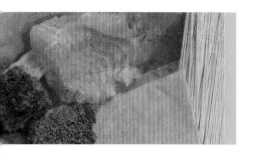

第二章 食谱

附录

第一章

综述

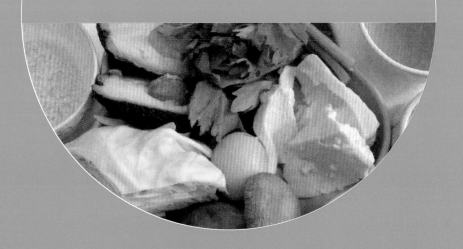

第一节
营养不良概述

欧洲临床营养与代谢学会（European Society for Clinical Nutrition and Metabolism，ESPEN）对营养不良（malnutrition）的定义为：由于缺乏营养物质的摄入或摄取所导致的身体成分（非脂肪组织下降）以及机体细胞质量改变的一种状态，常引发生理功能下降、心理功能障碍以及疾病的不良预后。营养不良可由饥饿、疾病或者衰老造成。在过去，饥荒、贫穷、战争、自然灾害等常引发与饥饿相关的营养不良。随着科技、农业、教育、公共健康、医疗保健的发展和改善，现在的营养不良常与疾病相伴，例如恶性肿瘤、重大创伤、慢性阻塞性肺病、艾滋病等。2018年，一项由美国肠外肠内营养学会（American Society for Parenteral and Enteral Nutrition，ASPEN）和欧洲临床营养与代谢学会（European Society for Clinical Nutrition and Metabolism，ESPEN）共同发布的营养不良诊断标准——全球临床营养专家共识（A Consensus Report From the Global Clinical Nutrition Community），指出与疾病相关的营养不良常伴有不同程度的急性或慢性炎症，导致机体发生改变，并降低了其生物学功能。恶性肿瘤患者营养不良，一般特指在肿瘤负荷本身以及抗肿瘤治疗产生的不良反应、机体炎症反应、代谢异常的综合作用下，所引发的营养不足，常涉及饮食摄入不足、营养利用障碍和机体消耗增加三个环节。

蛋白质-能量营养不良（protein-energy malnutrition，PEM）是与恶性肿瘤最密切相关的营养不良种类，分有三种不同的类型：能量缺乏型（marasmus）、蛋白质缺乏型（kwashiorkor）和蛋白质能量缺乏型（marasmic kwashiorkor）。

能量缺乏型营养不良主要由能量摄入严重不足引起（大部分患者蛋白质摄入也不足），可导致皮下脂肪和骨骼肌严重消耗、内脏器官萎缩、体重下降明显、毛发细黄稀疏、血清白蛋白水平异常等症状，患者常呈现极度消瘦的状态，因此也被称为消瘦型营养不足，即 marasmus（来自希腊语，原意指"日渐消瘦"）。

蛋白质缺乏型营养不良主要是由于蛋白质摄入与能量摄入的比值低所引起。临床上，患者蛋白质摄入严重不足（能量摄入可基本满足或不能满足需求），常引发腹部或腿部水肿、肝大、低白蛋白血症、体力下降、免疫功能低下、焦虑易怒、皮肤损伤等症状。蛋白质缺乏型营养不良常发于婴幼儿。过去，在生活条件较差的家庭中，孩子患有蛋白质缺乏型营养不良的风险较高。因此，此类营养不良也被称为 kwashiorkor（来自加纳语，原意指"无家可归的孩子"）。前些年因劣质奶粉（蛋白质含量不达标）引发的"大头婴儿"也是典型的 kwashiorkor。

蛋白质能量缺乏型营养不良合并了蛋白质缺乏型营养不良和能量缺乏型营养不良的症状，也被称为混合型营养不良，或 marasmic kwashiorkor，是在恶性肿瘤患者中最为常见的一种营养不良类型。

第二节
营养不良的危害

恶性肿瘤患者是发生营养不良的高危人群。近年来，越来越多的研究发现，营养不良对肿瘤患者的危害极大，无论是从生理层面，还是心理层面，都对肿瘤患者造成不同程度的负面影响。不仅如此，患者营养状况与抗肿瘤治疗的效果也密切相关。营养不良可直接或间接地延误甚至是终止患者的治疗，可能因此缩短了患者的生存时间，导致患者死亡。临床研究发现，严重营养不良的患者比营养状况良好或轻微营养不良的患者死亡风险高出 2~5 倍，甚至 20% 的恶性肿瘤患者直接死于营养不良，而非肿瘤本身，可见营养不良对于肿瘤患者的危害是不容忽视的。

总的来说，营养不良对恶性肿瘤患者的危害一般可以从四个方面阐述：细胞水平、生理水平、心理水平和抗肿瘤治疗。

一、细胞水平

营养不良患者的免疫功能降低，一旦发生感染，极不易控制，并且增加合并复杂感染的风险。不仅如此，营养不良还会影响身体器官细胞的功能，从而降低肠道营养吸收，导致体温调节失衡，造成肾功能受损，增加应激性溃疡的风险，从而延长患者住院时间，降低治疗效率，增加医疗费用。

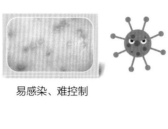

易感染、难控制

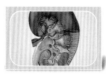

肾功能受损

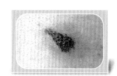

伤口难愈合

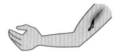

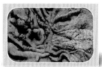

应激性溃疡

二、生理水平

在生理层面上，营养不良导致肌肉、脂肪减少，降低呼吸肌和心肌的功能，使内脏器官萎缩。严重的骨骼肌减少会诱发肌肉减少症的发生。肌肉减少症与多种肿瘤不良预后紧密相关，如增加化疗副反应、降低生存率和增加术后并发症的发生等。肌肉的减少，也会导致患者出现虚弱、乏力、肌肉功能下降等问题，从而影响患者的身体活动能力。患者没有力气走动，甚至坐起都很困难，生活自理能力下降，生活质量也因此大大降低。一项系统综述研究全面详细地分析了26篇关于营养不良对恶性肿瘤患者生活质量影响的论文，发现无论什么类型的肿瘤患者，发生营养不良都强烈预示着生活质量的下降，包括失去语言能力、吞咽困难、自理能力差等，并建议肿瘤患者遵循营养治疗原则，减少或避免营养不良或体重下降的发生。

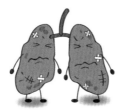

呼吸肌、心肌功能降低，
内脏器官萎缩

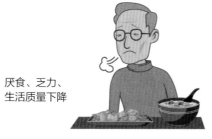

厌食、乏力、
生活质量下降

三、心理水平

许多患者因为肿瘤的打击，再加上长期卧床，容易出现抑郁、焦虑、愤怒、孤单等心理问题。早在 1988 年，就有研究发现在恶性肿瘤患者中，出现心理问题与营养状况紧密相关，约有 30% 体重下降的患者，表现出抑郁相关的症状。一项横断面研究发现，营养不良的肿瘤患者的抑郁程度明显高于营养状况良好的患者。这其中的机制非常复杂，目前尚不能完全明确，除

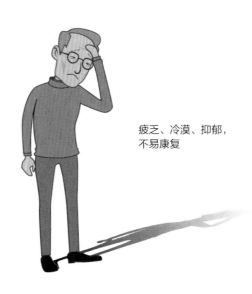

疲乏、冷漠、抑郁，
不易康复

了与生活质量下降有关，还可能与营养素缺乏相关。营养不良常引起营养素的缺乏，研究发现某些必需氨基酸的缺乏，如色氨酸，可能与抑郁的发生有关。一项前瞻性研究发现，体内色氨酸下降可预测未来抑郁发生的风险。另一项研究发现，在接受细胞因子治疗的肿瘤患者中，低水平的色氨酸与患者抑郁症状的发展和严重程度呈正相关，也就是说患者体内的色氨酸水平越低，患者发生抑郁相关症状的风险和严重程度越高，尤其表现在厌食、情绪悲观、自杀倾向以及注意力不集中几个方面。

不仅如此，多项研究均发现，营养状况越差的患者，对于痛觉感受的阈值越低，癌性疼痛水平越高，也就是说患者对于痛觉的感受越强烈，心理负担越重。患者的营养状况与药物的镇痛效果成正比，体重降低与营养不良都有可能降低镇痛药物的治疗效果。一般来说，短期的疼痛会使患者处于兴奋状态，患者常常表现出坐卧不安、焦虑等。但对于恶性肿瘤患者而言，疼痛一般是一个长期慢性过程，伴随着疾病发生的整个过程，导致患者经常处于消极负面的情绪中，严重时还会引发自杀行为。目前，关于营养不良与癌性疼痛的研究较少，但是一些研究发现由于营养不良引起的维生素D、镁离子、B族维生素等营养素的缺乏可能会加重癌性疼痛，造成患者的精神压力。一项瑞典的研究发现，在接受姑息治疗的肿瘤患者中，血清25-（OH）D浓度与止痛药（吗啡）的剂量水平呈负相关，也就是说患者体内的维生素D水平越低，需要更大剂量的止痛药来缓解疼痛。还有研究发现，患者全身骨骼肌疼痛可能与缺乏维生素D有关，而镁离子具有镇痛作用，缺乏镁离子可能加剧患者的疼痛反应。

四、抗肿瘤治疗

营养不良的患者血浆蛋白水平较低，影响化疗药物在体内的代谢。另外，肌肉减少症的患者，在接受化疗药或靶向药治疗时，剂量限制性毒性的发生率更高，致使患者生存期缩短。肿瘤患者营养不良或肌肉减少，降低了治疗耐受性及敏感性，增加了治疗副反应，比如恶心、呕吐、腹泻、贫血、血小板减低、白细胞减少、感染等。对于接受放疗的患者，营养不良会增加口腔、消化道黏膜炎症以及其他感染性并发症的发生率。很多患者因治疗产生的副反应严重，不得不终止治疗，从而影响治疗效果。一项前瞻性多中心研究发现，在转移性结直肠癌患者中，严重营养不良患者的中位总生存期低于营养状况良好或中度营养不良患者。

除此之外，营养不良也会导致进行手术的患者出现伤口愈合较慢、感染率增加、术后并发症增加，以及术后死亡率上升、ICU 停留时间延长等问题。一项回顾性多中心研究发现，术前营养不良的结直肠癌患者，经过手术之后，发生术后并发症的风险更高、住院时间更长，并且术后死亡的风险也随之增加。一项食管癌患者围手术期营养状况的研究发现，患有营养不良的患者术后并发症的发生率为 43.8%，明显高于营养正常患者的 21.0%。另一项胃肠肿瘤患者的研究，也得出相似的结果，发现营养不良和营养良好的胃肠肿瘤患者术后并发症的发生率分别为 19.1% 和 7.1%。可见营养不良与术后不良临床预后息息相关，严重影响术后恢复，延长患者的住院时间，增加经济负担。

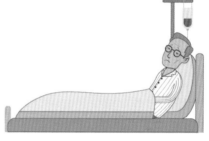

手术： 切口难愈合、易感染

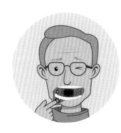

 放疗：

易发口腔糜烂、溃疡、消化道黏膜炎、放疗易中断、易感染

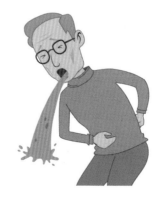

化疗：

易发恶心、呕吐、腹泻、贫血等副反应、化疗易中断、易感染

第三节
营养不良的发生原因

营养与肿瘤关系密切，研究发现饮食因素约占肿瘤发病外部因素的30%～35%，也就是说大约1/3肿瘤患者的发病原因都与不良饮食有关。而一旦患癌，肿瘤与营养的关系就从不良饮食结构促发恶性肿瘤，变成恶性肿瘤恶化营养不良。

肿瘤患者群体是发生营养不良的高危人群，其原因很复杂，但简单来说，可分为三个方面：①患者的营养及能量需求增加；②患者的饮食摄入降低；③患者的营养消化吸收功能障碍。

一、营养及能量需求增加

目前，对于恶性肿瘤患者能量代谢的变化规律尚未达成共识。2017年，Vazeille等发表的一篇前瞻性研究，该研究纳入390例还未开始接受抗肿瘤治疗的恶性肿瘤患者，结果显示49%的患者处于高代谢状态，30%的患者处于正常代谢状态，21%的患者处于低代谢状态。结果还发现，与代谢水平正常的患者相比，处于高代谢水平的患者更易发生能量负平衡、体重下降（＞5%）、身体功能下降以及C-反应蛋白水平上升的情况。在转移性肿瘤患者中，高代谢与生存期短和恶病质相关临床生物指标相关。Jouinot等的研究也得出相似的结论，51%的实体恶性肿瘤患者处于高代谢状态。与低代谢患者相比，静息能量消耗（resting energy expenditure，REE）高于正常水平的患者体重下降更明显；与能量代谢正常的患者相比，高代谢患者平均生存期更短。代谢异常的患者（包括低代谢患者和高代谢患者）在接受化疗期间更易出现剂量限制性毒性。2016年，一项纳入27篇研究的Meta分析发现，虽然肿瘤患者的REE水平较为多变，但与正常人群相比整体高出8%～9%。这种高代谢状态的具体原因尚未明确，但可能与癌性疼痛、肿瘤分泌的代谢因子以及长期慢性炎症等相关。

（一）癌性疼痛提高代谢水平

首先，在体内肿瘤细胞比正常细胞的增殖能力强很多，剥夺了大量的营养物质，使肿瘤患者处于能量消耗的状态。此外，肿瘤造成的疼痛，使患者处于应激状态，通过刺激氧化应激，造成机体的代谢异常，比如增加儿茶酚胺、皮质醇、促肾上腺皮质以及胰高血糖素的分泌，降低雄激素和胰岛素水平，这些代谢异常患者的静息能量消耗增加，从而提高了机体的代谢水平。一般在这种情况下，身体会自主地摄入更多的食物，来维持机体的能量平衡。但是恶性肿瘤患者体内的这种反馈调节被恶性肿瘤所破坏，能量摄入量满足不了自身需求，从而进一步增加了营养不良的风险。

（二）代谢因子促进分解代谢

恶性肿瘤还能释放或抑制各种代谢因子，致使患者处于分解代谢状态。一方面，恶性肿瘤患者体内分解代谢因子升高，如脂肪动员因子（lipid mobilizing factor，LMF）、蛋白质降解诱导因子（proteolysis inducing factor，PIF）等，增加了机体的分解代谢水平；另一方面，恶性肿瘤患者体内合成代谢因子的降低，如胰岛素样生成因子、胰岛素、甲状腺激素等，进一步抑制了机体的合成代谢水平。分解代谢的增加以及合成代谢的降低，引发体内的糖、脂肪和蛋白质的代谢异常。机体出现乳酸循环活跃、胰岛素抵抗、胰高血糖素升高、肝脏糖异生增加等异常反应，最终导致机体的脂肪和蛋白质过度水解，降低体内蛋白质的合成。因此，机体不断地分解体内储存的肌肉和脂肪，机体的能量储存严重消耗，能量的利用率大大降低，营养不良风险也随之增加。

（三）长期慢性炎症增加代谢需求

在身体抵抗肿瘤的过程中，常伴有慢性炎症反应，不仅免疫细胞会释放炎症介质，肿瘤细胞也参与其中。这些炎症介质如白介素-1（interleukin-1，IL-1）、白介素-6（interleukin-6，IL-6）、肿瘤坏死因子-α（tumor necrosis factor-α，TNF-α）等，会增加体内的代谢需求，并通过消耗体内的脂肪和肌肉、抑制食欲，最终导致患者体重下降。不仅如此，机体在对抗肿瘤的同时，还需要重建和修复由于恶性肿瘤和抗肿瘤治疗产生的受损组织，以及维持免疫系统的正常功能，因此能量和蛋白质的需求量随之增加，如果进食量不能满足自身需求量，机体只能分解自身组织，为修复受伤组织和免疫系统提供能量和营养物质，在这种情况下，患者常出现体重下降，营养不良风险随之增加。

（四）抗肿瘤治疗增加机体代谢

因手术、放疗以及化疗对患者造成创伤，出现免疫功能受损、静息能量消耗增加、分解代谢增加，代谢水平可增加 20% ~ 25%。恶性肿瘤患者常常处于高代谢状态，需要进食更多的食物来维持能量平衡。但在实际情况中，肿瘤患者却因各种原因饮食摄入量不但没有上升，反而下降。

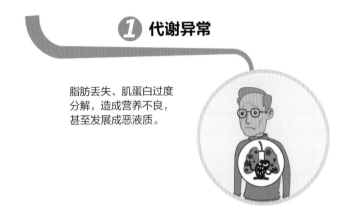

1 代谢异常

脂肪丢失、肌蛋白过度分解，造成营养不良，甚至发展成恶液质。

二、饮食摄入降低

恶性肿瘤患者的饮食摄入量下降的原因是多方面的，大多是因肿瘤本身或抗肿瘤治疗所引起的食欲下降、消化道功能紊乱、心理障碍等。不仅如此，患者的饮食摄入量下降也与一些人为因素有关，比如患者对营养摄入的误区、医护人员对营养不良的忽视等。

（一）肿瘤干扰神经内分泌肽水平

研究发现，肿瘤负荷状态下，神经内分泌系统受到干扰，导致机体内与食欲调节相关的神经内分泌肽水平异常，例如5-羟色胺（5-hydroxytryptamine，5-HT）、瘦素（leptin）、神经肽Y（neuropeptide Y，NPY）等。这些神经肽在正常生理状态下，可通过自主神经系统和内分泌系统作用于靶器官，从而促进或抑制食欲，达到能量动态平衡。但在肿瘤负荷状态下，神经肽的异常水平干扰下丘脑食物摄取中枢和外周信号通路，从而影响患者的消化系统功能，引起患者食欲下降、厌食、味觉嗅觉改变、恶心、呕吐，导致患者饮食摄入下降、能量利用率降低，出现低白蛋白血症、贫血、发热、感染、腹水等问题，进而机体出现进行性消瘦，影响患者的营养状况。当然肿瘤负荷，如肿瘤生长、局部压迫、转移、侵犯消化道等，会造成胃肠功能紊乱、便秘、吞咽困难、早饱、食欲不佳和出血等，这些症状也会对患者的饮食摄入情况和营养物质的消化吸收情况产生负面影响。

（二）癌性疼痛降低食欲

癌性疼痛也是患者出现营养不良的重要因素之一。研究发现，大约 1/4 新诊断的恶性肿瘤患者、1/3 正在接受治疗的患者和 3/4 晚期肿瘤患者都经受着癌性疼痛的折磨。癌性疼痛的刺激可使交感神经系统兴奋，导致反射性抑制胃肠道功能，降低胃肠道平滑肌肌张力，增加括约肌肌张力，进而增加患者的饱腹感，使患者进食量下降，加重营养不良。

（三）日常活动能力受限降低食欲

肿瘤患者因为肿瘤负荷或抗肿瘤治疗，体力下降，常出现行动受限、卧床增多的情况。由于日常活动能力下降，运动量降低，患者的食欲和消化功能也会受到干扰，可能还会出现便秘和腹胀等问题，进而降低患者的进食量。不仅如此，长期卧床，会增加患者肌肉组织的损失、降低肺功能以及携氧能力，进而恶化患者的营养状况。

（四）心理状况与饮食摄入降低

患者的心理状况也会影响其饮食情况。肿瘤本身带来的心理压力、对疾病缺乏正确的认知、长期处在较压抑的医院环境中、生活自理能力差、治疗效果不佳、经济压力大以及患者家属的负面情绪等，都会影响患者的心理状态，使患者常常处于悲伤、焦虑、恐慌和害怕的情绪中。如果伴随癌痛，更加剧了患者的消极状态，使患者对日常活动、亲友交流都丧失了兴趣，在严重的情况下可诱发心理障碍，如抑郁、焦虑、恐惧、社会孤立感、生存和精神危机等。长期处在这种消极状态中，容易降低患者治疗的积极性和生活自理能力，患者常常因此食欲下降，进食动力不足，生活质量严重下降，直接或间接地增加了营养不良风险。一项加拿大的回顾性研究发现，在结直肠肿瘤患者中，抑郁是最强的营养风险预测因子。对于患有抑郁的结直肠肿瘤患者，他们的营养风险是非抑郁肿瘤患者的 5.6 倍；患有焦虑的肿瘤患者，他们的营养风险是非焦虑肿瘤患者的 2.2 倍。在头颈部肿瘤患者中，也发现患者的心理痛苦程度越高，他们的营养状况则越差。不仅如此，患者的精神状态也是会影响机体的免疫功能，以及抵抗肿瘤的能力，所以保持一个良好的心态对肿瘤患者的益处非常大。

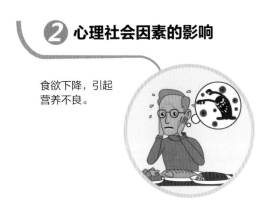

❷ 心理社会因素的影响

食欲下降，引起营养不良。

（五）手术治疗与饮食摄入降低

对于手术患者，术前的焦虑情绪、术中的机械性创伤、术后的炎症反应等都会影响患者的食欲和营养状况。消化道手术影响最大，围手术期以及术后 3～6 个月的恢复期间，患者都有可能进食量明显下降，不能恢复正常普食，从而影响患者的营养状况，导致持续体重下降。比如胃癌和食管癌患者，因消化道重建，在一定程度上会影响消化功能，围手术期间不能正常进食时间长，患者常出现负氮平衡，体重下降，诱发或加重营养不良。

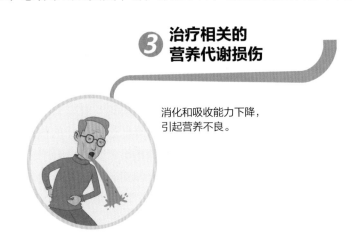

❸ 治疗相关的营养代谢损伤

消化和吸收能力下降，引起营养不良。

（六）放疗、化疗与饮食摄入降低

放疗、化疗过程中，常见的副反应也会降低患者经口的进食量。化疗可直接通过干扰细胞代谢，或者间接刺激化学感受器的触发区，造成消化道症状，如恶心、呕吐、食欲下降、味觉和嗅觉改变等副反应，进而降低进食量，导致营养不良的发生。经过多中心研究发现，68%的患者表示恶心、呕吐、厌食和味觉障碍影响了他们的食欲，导致他们饮食摄入量下降，营养状况受损。尤其是口腔癌、牙龈癌以及其他头颈部肿瘤的患者，由于放射治疗，常出现吞咽和咀嚼困难、口腔干燥、口腔黏膜炎以及味觉和嗅觉异常等问题，这类患者比其他患者经口进食更加困难，食用食物大幅减少，营养不良的风险也就随之增加。除了放疗、化疗，其他一些控制症状的药物也可能影响到食欲及消化道功能，比如某些抗生素、抗抑郁药、镇痛药等，也可造成患者食欲差、便秘或肠道菌群紊乱，从而降低食物的摄入量。

（七）造血干细胞移植与饮食摄入降低

造血干细胞移植的患者也是营养不良的高危人群。患者移植后，会使用大量的免疫抑制药物，这些药物的急性毒性会诱发患者出现味觉障碍、严重的口腔和食管黏膜炎、腹泻、恶心呕吐、食欲减退等症状。因此患者经常在移植后数周内无法经口进食，导致营养不良的发生。

（八）人为因素与饮食摄入降低

在国内，营养干预在肿瘤综合治疗中的规范应用并没有很好地开展起来，专门设立临床营养科室且专业实施营养干预的医院非常少，即使在大型三级甲等医院，很少设有完善的营养支持小组来协助管理患者的营养问题。而有些医护人员对营养不良的重视程度严重不足，无法做到早发现、早预防。即使能够发现营养风险，也未必能做到合理地干预，从而导致较多患者在营养不良的状态下接受抗肿瘤治疗。2016年，一项多中心横断面调查研究显示，在被调查的35家医院中，74.3%的医院认可营养治疗是总体治疗的一部分，但实际院内接受营养干预（包括营养咨询）的患者不足40%，提供营养咨询和个性化膳食指导的医院仅占12.6%。2018年，国内一项纳入8家三甲医院肿瘤住院患者的多中心研究发现，33.3%的营养不良患者，在住院期间并没有接受任何形式的营养干预；而在具有营养风险的患者中，这一比例更高达到 46.9%。除了医护人员重视不足外，患者和家属错误的营养观念，也会加剧患者营养不良的风险。患者常常降低自我的饮食预期，常认为生病时就应该比正常时饮食量减低，这种不重视饮食量降低的态度，不能给临床医生提供正确的饮食信息。同时，很多患者盲目忌口，忽视体重下降，不了解营养不良的危害以及防治方法。比如很多人认为鸡、鸭、鱼、肉这些富含蛋白质的食物，属于发物，不应该给肿瘤患者食用，而肿瘤患者恰恰正需要高蛋白的摄入来弥补体内的高消耗，避免营养状况的恶化。诸如此类的误区还有很多，需要患者识别并避免。

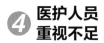

❹ 医护人员重视不足

无法给患者提供个体化的教育指导。

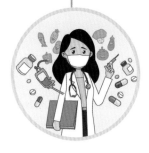

❺ 患者营养误区多

营养成分摄取不足、质量不高等问题，引起或加重营养不良。

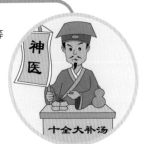

三、营养消化吸收功能障碍

（一）肿瘤部位与营养消化吸收功能障碍

消化道肿瘤，如食管癌、胃癌、胰腺癌、胆囊癌、结直肠癌等，导致患者消化功能受损严重，消化道症状明显，如胃食管反流、早饱、恶心、呕吐、疼痛、消化道梗阻、出血等。因此，营养物质的消化、吸收和代谢都不同程度地受到影响，发生消化吸收功能障碍的可能性显著高于其他肿瘤。在

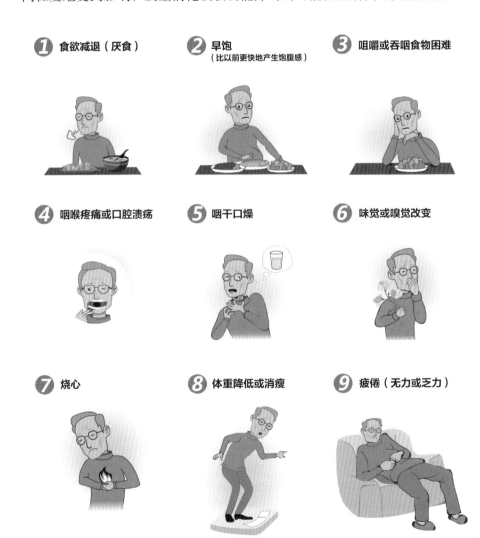

❶ 食欲减退（厌食）

❷ 早饱
（比以前更快地产生饱腹感）

❸ 咀嚼或吞咽食物困难

❹ 咽喉疼痛或口腔溃疡

❺ 咽干口燥

❻ 味觉或嗅觉改变

❼ 烧心

❽ 体重降低或消瘦

❾ 疲倦（无力或乏力）

这种情况下，肿瘤患者经口进食不但不能满足身体的能量等营养需要，还可能由于进入肠道的食物无法消化吸收，加重肠胃负担，进一步损害肠胃功能，恶化营养不良。

（二）手术治疗与消化道功能障碍

胃、肠道、肝、胆以及胰等器官主要功能是对摄入的食物进行消化吸收，这些部位的肿瘤在手术时可能会被部分或全部切除，直接导致不同程度的营养消化吸收障碍。比如，胃癌患者术后可能出现倾倒综合征、消化吸收不良、胃潴留、腹泻、乳糖不耐受、贫血等症状，营养治疗必不可少；胰腺癌患者术后可能出现消化酶缺乏，因此吸收不良和腹泻等症状也经常发生。

（三）放疗、化疗与消化道黏膜损伤

机体内增殖速度快的细胞对化疗药物和放射线极其敏感，这是杀死肿瘤细胞的基本原理。而消化道黏膜细胞也具有高速增殖的能力，因此放疗、化疗对消化道的损伤非常大。化疗可引发口腔干燥、口腔黏膜炎、肠炎，出现恶心呕吐、腹泻以及便秘等症状。放疗则可引发放射性胃肠道黏膜炎，症状包括恶心、呕吐、腹泻、腹绞痛，严重时可发生放射性肠瘘以及肠梗阻。这些副反应不同程度地影响患者的进食能力，造成消化功能障碍，从而恶化营养状况。

（四）抗肿瘤药物干扰微量元素代谢

研究发现，一些抗肿瘤药物可能导致部分营养素的缺乏，比如皮质甾醇类药物（corticosteroids）会增加钠离子滞留，以及钙离子、钾离子的排出；甲氨蝶呤（methotrexate）可能引发叶酸缺乏；顺铂（cisplatin）则可能导致低镁血症。这些药物不同程度地加重了患者营养不良的发生风险。

第四节
营养不良的发生率

肿瘤患者常发生体重下降及营养不良。1980 年美国的一项多中心研究发

现，31%～87% 的肿瘤患者存在不同程度的体重下降，提示有营养不良的风险。近年来，全球恶性肿瘤患者营养不良的发生率为 30%～70%。较为近期的研究，如法国多中心报告结果显示肿瘤患者营养不良总发生率为 30.9%；西班牙肿瘤住院患者中具有发生营养不良的风险占 33.9%，出院时仍存在风险的患者为 36.4%；意大利首次参与肿瘤内科治疗的患者中，51.1% 的患者出现营养不良或营养不良风险；巴西肿瘤住院患者 71.1% 为营养不良，其中 35.7% 为严重营养不良；韩国肿瘤患者营养不良总发生率约为 61%；爱尔兰 36% 的恶性肿瘤患者在过去 6 个月出现体重下降超过 5%，44% 的患者出现癌性恶病质。

与发达国家相比，中国恶性肿瘤患者营养不良的发生率相对更高。中国抗癌协会肿瘤营养专业委员会发起的肿瘤营养流行病学调查（INSCOC 研究），纳入逾两万例肿瘤患者的中期结果，显示营养不良的总发生率高达 57%。2018 年最新的一项多中心调查报告显示，大型三级甲等医院肿瘤患者营养风险及营养不良的总发生率为 51.3%。若根据不同肿瘤类型计算发病率，中国肿瘤患者营养风险发生率为 12%～80%，营养不良的发生率为 10%～80%。由此看出，中国肿瘤患者营养不良的状况相对较严峻。

营养不良的发生率在肿瘤患者中非常高，一般来说，其发生情况取决于肿瘤类型、分期和治疗手段。研究发现，消化道肿瘤如胃癌、食管癌、结直肠癌等，消化腺肿瘤如肝癌、胆囊癌、胰腺癌，以及头颈部肿瘤如喉癌、口腔癌、鼻咽癌等，其营养不良的发病率明显高于其他肿瘤类型，发病率为 60%～80%。乳腺癌和前列腺癌患者发生营养不良的风险相对较低，一般为 13%～20%。具体而言，消化道肿瘤合并营养不良的风险高于非消化道肿瘤，上消化道肿瘤合并营养不良的风险高于下消化道肿瘤，实体肿瘤合并营养不良的风险高于血液肿瘤。

抗肿瘤治疗如手术、化疗以及放疗均可能提高营养不良的发生风险。一项研究发现，消化道肿瘤及消化腺肿瘤的老年患者中，接受手术组的营养不良风险均高于非手术组，其中胃癌手术患者营养不良的发生率高达 77%。另一项研究表明，患者入院初次评估的营养不足发生率为 19.7%，经过住院治疗后再次评估，营养不足发生率升高至 26.8%；初次筛查营养风险发生率 24.6%，再次筛查营养风险发生率为 40.2%。由此可见，患者在接受抗肿瘤治疗的同时，营养风险也随之增加，所以常规的营养筛查非常重要，必要的时候营养治疗是必不可少的。

　　另有研究发现，疾病进展也会增加营养不良的发生风险。例如在肺癌患者中，早期患者只有 1.8% 合并营养不良，进展期患者发生率则达到 33.9%。一些报告还指出，老年肿瘤患者更易患营养不良。2011 年，包含 687 例恶性肿瘤住院患者的调查发现，老年肿瘤患者（≥ 65 岁）营养风险发生率高于中青年患者（老年肿瘤患者营养不良发生率为 58.0%，中青年患者营养不良发生率为 38.7%），差异具有统计学意义。2018 年，一项全国多中心横断面调查研究发现，老年肿瘤患者（≥ 65 岁））营养风险发生率高达 62.8%，且年龄越大发生风险越高。

<hr>第五节<hr>

营养治疗的益处

　　规范的营养治疗已经是世界公认的抗肿瘤治疗中不可或缺的一部分。虽然营养治疗并没有列为抗肿瘤常规治疗，但如果患者被筛查出存在营养不良风险，那患者从营养治疗中的获益是巨大的。营养治疗可包括营养教育和人工营养（肠内营养和肠外营养）两方面，这两种营养治疗方式单一或合并的治疗效果都很显著。多项临床研究发现，对于存在营养不良风险的恶性肿瘤患者而言，营养治疗可以降低他们治疗的副反应、减少术后并发症的发生率、加快术后恢复速度、缩短住院时间、提高生活质量、降低治疗费用等。

　　另有研究证明抗肿瘤治疗期营养教育可以改善患者预后，包括提高摄入量、减少治疗相关副作用以及提高生活质量。Meta 分析表明口服营养素补充剂可以改善住院患者的营养素摄入量，增加体重、降低并发症发生风险、降低死亡率、缩短住院时间和降低住院费用。另外，欧洲代谢与营养学会在 2017 年发表的《外科临床营养指南》中还指出，无论患者营养状况如何，入院前患者最好可以接受肠内或口服营养素补充剂，以避免不必要的住院治疗，降低院内感染的风险。

　　一项随访时间长达 5 年的临床研究，对存在营养风险的肝癌患者，提供术前至少 7 天的肠内营养支持，以及术后长期的营养监测和适当的营养干预，与进行常规治疗的小组对比，接受围手术期营养治疗的肝癌患者，肛门排气时间更短、膳食摄入量达目标量 70% 所需时间更短、住院时间更短、住院期间的费用更低、术后 7 天恢复评分更高，术后 3 个月、1 年、2 年的生活质量评分都高于没有接受营养治疗的患者，并且接受营养治疗的试验组 3 年生存期也明显高于常规组。

另一项针对晚期恶性消化道肿瘤患者的研究发现，在接受 2 周期化疗后，未接受营养治疗（普通饮食行化疗）的患者发生化疗副反应的比例较高，骨髓抑制的发生率高达 70.0%，出现恶心、呕吐的患者则占了一半多（52.0%）。然而接受肠内联合肠外营养治疗的患者中，只有 38.0% 的患者出现骨髓抑制的情况，22.0% 的患者出现恶心、呕吐的症状，这些差异均具有统计学意义（$P < 0.05$），表明营养治疗可降低化疗副反应。不仅如此，营养治疗组院内感染率也明显低于对照组（治疗组感染率为 4.0%，对照组感染率为 26.0%，$P < 0.05$）。

营养治疗不仅有益于手术患者和化疗患者，对放疗患者益处也很大。一项研究发现，在鼻咽癌放疗的患者中，全程进行营养治疗的小组发生放射性皮炎、黏膜炎、吞咽障碍和骨髓抑制的评分均低于对照组，并且接受营养治疗患者的放疗依从率高达 88.5%，明显高于对照组的 37.7%。

营养治疗干预的时机也是影响治疗效果的重要因素。一项系统综述和 meta 分析发现，早期肠内营养治疗可以显著提高胃癌手术患者的免疫指标，包括 CD_3^+、CD_4^+ 以及自然杀伤细胞，并且缩短术后的住院时间。

综上所述，无论恶性肿瘤患者正在接受何种抗肿瘤治疗，及时有效的营养治疗对于营养不良和存在营养风险的肿瘤患者意义重大，是必不可少的抗癌治疗手段之一。

第六节
营养不良诊疗路径

营养诊疗被定义为：确定患者营养需求并提供特殊的营养治疗来满足这些需求的一系列有组织的活动。在北美、欧洲等的国家，住院部内的营养诊疗通常由一个综合团队进行，被称为营养支持小组（nutrition support team，NST）。团队成员常包括：临床营养师（registered dietitian，RD）、内科医师、外科医师、护士、药剂师、康复理疗师、社工、语言治疗师以及个案管理员。

根据中国抗癌协会肿瘤营养专委会的指南，肿瘤营养疗法（cancer nutrition therapy，CNT）的定义为计划、实施、评价营养干预，以治疗肿瘤及其并发症或身体状况，从而改善肿瘤患者预后的过程，包括营养诊断（筛查/评估）、营养干预、营养监测和评价（包括随访）三个阶段。

一、营养诊断

营养诊断包括营养风险筛查和营养状况评估。营养风险筛查与营养状况评估相互不能替代，各有其在临床营养路径中相应的作用。患者经过营养风险筛查后，只能判断其是否存在营养风险，并不能据此制订医学营养治疗方案。如果一旦确定具有营养风险，则需要进一步实施营养状况评估。营养状况评估应包括量表评估（如 PG-SGA）、病史、膳食情况、药物治疗史、人体成分分析、人体测量、实验室检查、器械检查、社会经济状况、宗教信仰等方面的评估。

通过人体测量、实验室检查、病史等可判断患者营养不良的程度，为之后营养治疗方案的制订提供指导。通过膳食调查、实验室检查和人体成分分析可确诊患者营养不良的类型，例如能量缺乏型、蛋白质缺乏型或蛋白质能量混合缺乏型。针对不同类型，制订科学有效的治疗方案。了解患者疾病进展、消化道症状、膳食情况、治疗手段等，可直接判断患者营养不良的原因，比如吞咽障碍、咀嚼困难、消化吸收障碍、恶心呕吐、食欲差、口腔黏膜炎等。调查患者的社会、文化、经济以及家庭状况，可侧面了解除病理生理以外造成患者营养不良的其他原因，比如经济困难、家庭照护不周、因宗教信仰忌口禁食、饭菜不合胃口等。通过以上详细地评估之后，为患者提供个性化的、针对性的营养治疗方案。

二、营养干预

营养干预包括两个步骤：营养干预方案的制订和营养干预方案的实施。营养干预方案的制订基于营养状况评估的结果，具体的方案应包括干预手段（营养教育和人工营养）、营养支持途径（例如口服、管饲、静脉输入等）。若采用人工营养，包括肠内营养（口服营养补充、管饲营养）以及肠外营养

（补充性肠外营养、全肠外营养），则需要决定营养配方的选择、配方中各种营养素含量、营养配方输注方式以及输注速度等。

三、营养监测和评价

营养监测贯穿整个营养治疗过程。这种监测的持续性可以密切地观察和评估，帮助医护人员判断患者的营养治疗是否达到了制定的目标，是否满足了患者的营养需求，从而确定营养计划是否需要调整或继续。这样可以规避由于营养干预所造成的并发症，并确保营养干预的安全性和有效性。

第七节
营养不良的诊断

一、欧洲临床营养与代谢学会营养不良诊断解析

2015 年，欧洲临床营养与代谢学会发布了一项营养不良诊断标准，简单易操作，患者自己便可以判断是否患有营养不良。诊断方法如下：

使用任意一种被验证有效的筛查工具进行风险筛查，如果存在营养风险，同时满足以下任意一个诊断方法即可被诊断为营养不良。

诊断方法 1：体质指数（BMI）$< 18.5kg/m^2$。

诊断方法 2：在任意时间段内，患者无意识体重下降 $> 10\%$；或者 3 个月内体重下降 $> 5\%$，合并以下任意一条：

· BMI $< 20kg/m^2$（年龄 < 70 岁）或者 BMI $< 22kg/m^2$（年龄 ≥ 70 岁）；

· 去脂体质指数（FFMI）$< 15kg/m^2$（女性）或 $< 17kg/m^2$（男性）。

（一）体质指数（BMI）

体质指数（BMI）是一种用来判断个体是否超重、肥胖或营养不足的方法。公式 = 体重（kg）/ 身高 ^{2}（m）^{2}。对于中国人而言，一般体质指数处于 $18.5 \sim 23.9kg/m^2$ 为正常体重，$24 \sim 27.9kg/m^2$ 为超重；$28 \sim 29.9kg/m^2$ 为轻度肥胖；$30 \sim 34.9kg/m^2$ 为中度肥胖；大于等于 $35kg/m^2$ 为重度肥胖。当体

质指数小于 18.5kg/m² 时，则提示患者存在营养不良的风险。患者应当注意自己的营养状况，适当寻求医生或营养师的帮助。

（二）体重变化

但是，就算 BMI 大于 18.5kg/m²，患者也不能掉以轻心。因为除了体质指数，体重的变化也是评定营养不良的重要方法之一。当非自主性体重下降大于 10%，或 3 个月内大于 5%，就算 BMI > 18.5kg/m²，患者也存在营养不良的风险。如果其 BMI < 20kg/m²（年龄 < 70 岁）或者 BMI < 22kg/m²（年龄 ≥ 70 岁），便可确定患者患有营养不良。非自主性体重下降表示体重下降并非由患者有意地采取行动所造成的体重降低，比如节食、增加运动量等。因为非自主性体重丢失可较为灵敏地反应营养状况，患者应时刻关注自己的体重变化，一旦发生体重降低的情况，应及时寻求专业帮助，早发现、早干预，可以大大降低营养不良的发生风险。

（三）去脂体质指数

营养不良的诊断，除了 BMI 和体重变化，人体成分的改变也是重要的一个诊断标准。伴有营养不良的肿瘤患者，一般都会出现肌肉丢失、脂肪组织减少等人体成分的改变。而肌肉丢失常常与患者的不良预后紧密相关，如体能下降、生活质量降低、死亡率上升等。所以，肌肉重量，特别是骨骼肌重量的监测对于肿瘤患者而言意义重大，也同样是诊断患者是否存在营养不良的一个标准。

BMI 和体重变化的检测有它们的局限性，因其无法判断肿瘤患者的体重主要是来源于肌肉、脂肪还是身体的其他组织。肥胖的患者，BMI 可能高达 30kg/m²，1 个月内体重下降 5%，如果按照诊断方法 2 的第一条来看，这个患者并没有营养不良。但是研究发现，超重或肥胖的肿瘤患者可能存在隐性营养不良，15% ~ 36% 的超重或肥胖的肿瘤患者，会出现肌肉减少症，并提示存在营养状况受损的情况。这些肥胖合并肌肉减少症的肿瘤患者，比单纯肥胖患者的营养和代谢状况更差。研究发现，这类患者比单纯肥胖的恶性肿瘤患者有更高的抗肿瘤药物治疗剂量限制性毒性、术后并发症、活动能力受限和生存期缩短等风险。一项纳入 42 483 名结直肠癌患者的回顾性、多中心研究发现，BMI 大于 30kg/m² 的患者术后并发症的发生率更高，由于感染造成的死亡风险也更高。但是由于患者的 BMI 较高，常常被误认为营养状况良好，错过了营养治疗的最佳时期，造成不良的预后。

研究还发现，即使不是超重或肥胖患者，BMI 处于正常范围内的恶性肿瘤患者，如果出现肌肉减少的情况，也会同样增加不良预后的风险。因此，对于这类 BMI 无法判断其营养状况的患者，在临床医学中，通常需要对其进行人体成分分析，测量骨骼肌含量及功能，来判断患者是否存在营养不良。一般医院都可以做此检查，如果医护人员怀疑患者具有营养不良的风险，建议患者听从医护人员的建议，进行人体成分分析，从而确定是否患有营养不良和判断营养不良的程度。

去脂体质指数（FFMI）是通过人体成分分析的数据，计算得出的判断人体营养状况的一种指标，其计算公式为：去脂体质指数（FFMI）=（1 - 脂肪率）× 体重（kg）/ 身高^2（m^2）。去脂体重指的是除了脂肪组织以外，身体其他部分的体重总和，包括骨骼肌、骨骼、内脏等，这些是影响身体活动的重要因素，称为"人体的健康成分"。去脂体质指数越高，代表患者身体越强壮；指数越低，则代表患者的营养状况和身体活动能力的情况越差。参照 ESPEN 发布的诊断标准，如果男性患者，经筛查存在营养风险，人体成分分析发现去脂体质指数小于 17kg/m^2，再伴有体重下降的情况（任意时间段内，患者无意识体重下降 > 10%；或者 3 个月内体重下降 > 5%），则可被认定为营养不良。

2019 年，全球营养不良领导倡议组织（Global Leadership Initiative on Malnutrition，GLIM）发布了最新的营养不良诊断标准。该组织成立的目的就是为成年人营养不良的核心诊断标准达成一个全球共识。该组织由全球最主要的四个临床营养学会组成，其中包括：美国肠外肠内营养学会（ASPEN）、欧洲临床营养与代谢学会（ESPEN）、亚洲肠外肠内营养学会（Parenteral and Enteral Nutrition Society of Asia，PENSA）以及拉丁美洲营养疗法、临床营养与代谢联合会（Federation of Latin American Societies for Parenteral and enteral Nutrition，FELANPE）。

此诊断标准包括风险筛查、诊断评估、诊断和严重度分级四个步骤。

成年人营养不良核心诊断标准

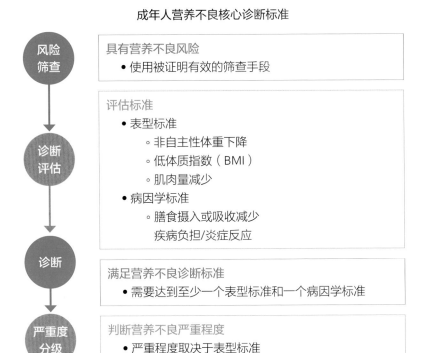

二、营养风险筛查

营养风险筛查指的是，由临床医护人员用来判断恶性肿瘤患者是否存在营养风险，确定患者是否需要进一步行全面的营养状况评估和制订营养治疗方案的一种快速、便捷、准确的筛查手段。营养风险被定义为现存或潜在的营养和代谢状况对疾病或手术相关的临床结局产生负面影响的可能。由这个定义可以看出，营养风险患者包括营养不足和目前虽无营养不足，但因手术、感染等也将面临营养问题而影响临床结局的患者，故营养风险的范围比营养不足要广，其发生率也高于营养不足。总的来说，营养风险筛查的目的是确认营养不良或者是存在营养不良风险的患者，使营养干预治疗能够给予最有可能受益的患者。

这一项工作一般在患者入院后 24 小时内，由护士、营养师或医生完成。如果筛查结果表明患者存在营养风险，则需要进行营养状况评估及营养干预等措施。如果患者并未筛查出营养风险，则需要在住院期间每周重复筛查一次。一项研究发现，患者住院初次筛查营养风险发生率为 24.6%，再次筛查发生率高达 40.2%。可以看出，由于肿瘤进展和抗肿瘤治疗对患者的消耗较大，肿瘤患者的营养状况变化迅速，每周的重复筛查必不可少，以免发生治疗不足的情况。

另有研究证实营养支持并不是对所有患者有益，术前无营养不良的手术患者在接受胃肠外营养后，其临床结局并无改善，而且其发生感染并发症的概率更高。在有严重营养不良的患者中，接受胃肠外营养后非感染性并发症比对照组有明显减少，却并无感染性并发症的增加。可以看出，在患者接受营养治疗之前，营养风险筛查极为重要，是判断个体是否能从营养治疗中获取最大利益的关键，也是规避过度医疗和治疗不足的保证。

但是，在国内营养筛查的实施大多不够规范，使得需要营养干预的患者没有得到应有的治疗，反而不需要营养干预的人，白白花钱接受治疗却没有效果。一项国内的多中心调查报告显示，肿瘤患者中有 51.0% 营养状况良好的患者，在住院期间接受了至少一种形式的营养治疗。另一项包含 6 家三级甲等医院，纳入 1 472 名老年恶性肿瘤患者的多中心研究发现，有营养风险却没有给予必要的营养治疗的患者高达 47.6%，无营养风险却接受了营养治疗的患者达到了 36.2%。

若要改变这一现状，不仅需要对医护人员进行全面专业的培训，还需要高效准确的筛查工具。以往，临床上实施的营养状况筛查工具有很多，比如营养不良通用筛查工具（MUST）、营养风险筛查 NRS-2002、营养不良筛查工具（MST）等。

三、营养状况评估

通过筛查，可以明确患者是否存在营养风险。一旦被确定存在风险，就需要对患者进行全面的临床营养评估，判断患者是否存在营养不良及营养不良的严重程度，为之后的营养治疗提供基础，也为日后评价营养治疗效果提供基础。

患者主观整体评估（PG-SGA）

目前，临床上使用的营养状况评估工具非常多，比如微型营养评估（MNA）、主观整体评估（SGA）和患者主观整体评估（PG-SGA）等。其中患者主观整体评估（PG-SGA）是一种快速、有效的营养状况评估工具。这种工具专门为恶性肿瘤患者设计，不仅适用于住院患者，也同样适用于门诊肿瘤患者。对于任何肿瘤类型，无论是实体肿瘤还是血液肿瘤，其灵敏度和特异度均较高。研究还发现，此工具也同样适用于正在接受抗肿瘤治疗的患者，如放疗、化疗、手术、骨髓移植等治疗。由于它的适用性广、准确度高，在世界范围内被广泛应用。

PG-SGA 由两部分组成：患者自我评估和医务人员评估。患者自我评估包括四个方面：体重变化、摄食情况的改变、与消化道相关的症状、活动和身体功能。医务人员评估包括三个方面：疾病与营养需求的关系、代谢方面的需求以及体格检查。每项内容都有独立的评分系统，最终把每项评分相加得出总分，从而判断患者的营养状况。但是，无论评价结果是否显示患者存在营养不良，所有患者完成一个疗程的抗肿瘤治疗后，都应该再次评估。表1-7-1 是评分对应的临床指导意义：

表 1-7-1　PG-SGA 评分的临床指导意义

得分	营养不良程度	指导意见
0 ~ 1 分	无营养不良	此时不需要干预措施,可直接进行抗肿瘤治疗(包括放疗、化疗、手术、骨髓移植等),治疗期间保持常规随诊及评价(住院患者一周复查一次)
2 ~ 3 分	可疑营养不良	由营养师、护士或医生进行患者或患者家庭营养教育,并可根据患者存在的症状和实验室检查的结果,进行药物干预。营养教育的同时进行抗肿瘤治疗
4 ~ 8 分	中度营养不良	由营养师进行干预,并根据症状的严重程度,与医生和护士联合进行营养干预。在营养干预的同时(EN/PN),进行抗肿瘤治疗
≥9 分	重度营养不良	急需进行症状改善和 / 或同时进行营养干预。先进行人工营养(EN/PN)1 ~ 2周,继续营养治疗的同时,进行抗肿瘤治疗

第八节
膳食史回顾

实施营养治疗前最重要的一步是评估患者每日的饮食状况，这也是全面评估营养状况的重要环节。恶性肿瘤患者普遍存在进食状况不稳定的情况，由于受到抗肿瘤治疗手段、肿瘤负荷或进展的影响，膳食模式经常是在普食、半流食和流食之间切换，因此容易导致隐性摄入不足和慢性体重下降。只有了解肿瘤患者到底吃了多少，才能估算出患者的摄入情况，包括能量摄入量和各种营养素的摄入量，如维生素、矿物质的摄入量。一旦了解了患者的膳食摄入，才有可能相对量化营养治疗。通俗来说就是，我要先知道你吃了多少，才能指导我还要给你补多少。目前临床上较为常用的方法有 24 小时膳食回顾法、3 天饮食记录法和食物频率法。

一、24 小时膳食回顾法

24 小时膳食回顾法，就是需要患者回忆前一天从早到晚的饮食摄入情况，包括三次正餐以及任何加餐的食物种类和食用量。只要是经口的食物，无论是涂抹在面包上的蜂蜜，拌在粥里的咸菜，还是只喝了几口的碳酸饮料，都必须记录下来。所以，这对患者记忆力的要求很高，患者常常难以准确回忆前一天的饮食情况，造成一定的评估误差。对于老人和小孩这种方法同样不适用，只能依靠患者家属回忆。但常常由于患者由多位家属照顾，询问时若患者家属不能全部在场，便无法得到全部的信息。除此之外，这种评估方法还需要专业人员引导患者，教育患者食物重量的估算方法。患者估算食物的准确度不仅依靠患者的学习能力，也取决于医护人员的专业程度和耐心引导。所以，虽然这种方法相对便捷，但是实施起来较困难且数据准确度也受多方面影响。

二、3 天饮食记录法

3 天饮食记录法要求患者自己记录 3 天的饮食摄入情况，综合 3 天的饮食量，来确定患者的饮食状况。这种方法不依靠记忆，摄入的食物随时记下来，从这方面来说比 24 小时膳食回顾法要相对准确。但是同样，这种方法也需要教育患者评估食物的重量，或者需要患者自备一个厨房秤，每次称量完了再记录，这样加重了患者的负担。对住院的患者而言，操作起来较为繁琐。不仅如此，许多患者可能由于需要把食物记录下来，而改变原来的膳食摄入情况，评估的结果自然也是不准确的。

三、食物频率法

食物频率法是以调查问卷的形式评估患者一段时间内的饮食状况。问卷上包含了一系列的食物种类和食用频率,虽然患者只需勾选便可,但内容繁冗。这种方法还有一定的局限性,比如只能评定问卷中有的食物。不同地域的常用食材都不尽相同,现在并没有为每个地区设定专门的问卷,自然无法涵盖患者所有可能食用的食物,所以会造成一定的误差。并且这种方法的量化方式只限于食用频率,如一周食用一次,这样的方法无法准确评估出具体的营养素或能量的摄入量,也无法判断患者每天饮食之间的变化,所以这种方法很少用在临床中,多用于流行病研究。

简明膳食自评工具

上述三种方法都需要较为复杂的教育,对患者和医护人员的要求都较高,且评估时间长,患者负担较重。但是客观评估患者每日的饮食量非常关键,直接决定了营养治疗的方法及营养补充的剂量。

国内医院内的医疗人员对患者的营养状况不够重视,加上缺乏专业人员对患者进行膳食评估,多数患者并不能发现自身的营养问题。前期多中心研究发现,主治医师查房询问患者饮食情况结果表明:69.0% 的患者认为饮食还行、挺好、很好或者非常好。通过膳食回顾调查发现,其中有 34.0% 的患者能量摄入不足目标量的 60.0%。也就是说在肿瘤住院患者中,超过 1/3 的患者认为自己饮食状况良好,但其实膳食营养摄入不足,存在营养不良的风险。

所以在国内现在的医疗环境下,亟须一套简单易操作,还能准确评估者膳食状况的工具。在长期研究肿瘤患者营养及膳食问题的工作中,逐步发现肿瘤患者的饮食有一定规律,一般有以下 5 种模式。

1. 一天只能喝点纯液体的流食,比如喝鸡汤、排骨汤、果汁、豆浆、奶等,常见于术后早期、化疗严重消化道反应期、头颈及食管癌放疗伴严重黏膜炎的患者,每天的能量摄入常不超过 300kcal。

2. 一天喝三碗粥、烂面条等半流食,吃一点小菜,偶尔能够吃个鸡蛋、喝点奶,基本不吃肉,能量摄入常在 300～600kcal。

3. 一天可以吃一餐比较正常的饮食,常在早餐或中餐,其他两餐仍然

· 简明膳食自评表 ·

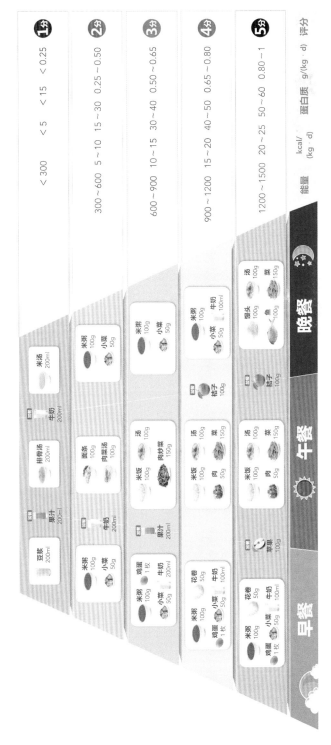

简明膳食自评表（北方版）

	早餐	午餐	晚餐	能量 kcal/(kg·d)	蛋白质 g/(kg·d)	评分
1分	豆浆 200ml	排骨汤 200ml	米汤 200ml	< 300	< 5	< 0.25
2分	米粥 100g / 鸡蛋 1枚 / 牛奶 200ml	面条 100g / 肉菜汤 100g	米粥 100g / 小菜 50g	300~600	5~10	0.25~0.50
3分	花卷 50g / 牛奶 200ml / 米粥 100g / 小菜 50g / 鸡蛋 1枚	果汁 200ml / 米饭 100g / 肉炒菜 150g / 汤 100g	米粥 100g / 小菜 50g	600~900	10~15	0.50~0.65
4分	花卷 50g / 牛奶 100ml / 米粥 100g / 小菜 50g / 鸡蛋 1枚	苹果 100g / 米饭 100g / 肉 50g / 菜 150g / 汤 100g	橘子 100g / 米粥 100g / 牛奶 100ml / 小菜 50g	900~1200	15~20	0.65~0.80
5分	花卷 50g / 牛奶 100ml / 米粥 100g / 小菜 50g / 鸡蛋 1枚	橘子 100g / 米饭 100g / 肉 50g / 菜 150g / 汤 100g	馒头 100g / 鱼 50g / 汤 100g / 菜 150g	1200~1500	20~25	0.80~1

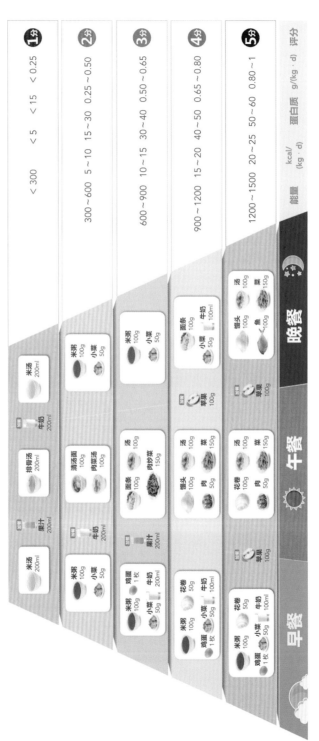

简明膳食自评表（西北版）

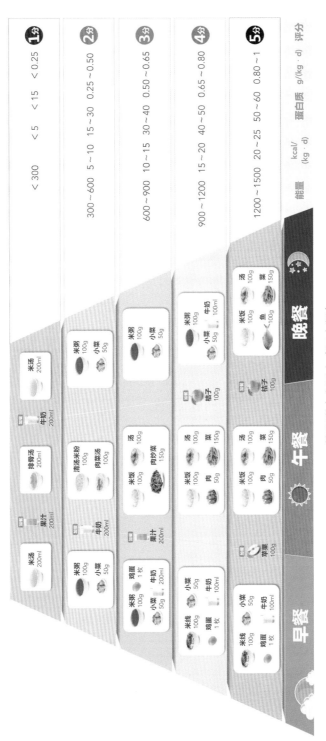

简明膳食自评表（江南版）

	能量 kcal/(kg·d)	蛋白质 g/(kg·d)	评分
	< 300	< 5	< 15	< 0.25	**1分**
	300~600	5~10	15~30	0.25~0.50	**2分**
	600~900	10~15	30~40	0.50~0.65	**3分**
	900~1200	15~20	40~50	0.65~0.80	**4分**
	1200~1500	20~25	50~60	0.80~1	**5分**

是以稀粥为主的半流食，有时能够吃 50g 肉、1 个鸡蛋，能量常在 600 ～ 900kcal。

4. 一天可以吃两餐比较正常的饮食，会有一餐半流食或流食，肉摄入量在 50 ～ 100g、少油脂，能量摄入常在 900 ～ 1200kcal；

5. 一天三餐基本正常，可以吃到 250 ～ 300g 主食、150g 肉及相应的油脂、1 个鸡蛋、奶及加餐水果，能量摄入量在 1200 ～ 1500kcal。

依据该特点，将肿瘤患者常见的饮食模式量化，创新性提出简明膳食自评工具（1 ～ 5 分），从而可以快速评估出患者的饮食量范围，为患者营养评估、营养治疗及营养监测提供相应的依据。考虑到我国地域广阔，患者的饮食习惯差别较大，为了方便患者的自我评估，根据各地域主食特点不同，设计了北方版（主食为米、面食均包含）、西北版（主食为面食）和江南版（主食为大米）。

前期研究表明，简明膳食自评工具得出的评分所对应的营养量范围与标准膳食调查结果的符合率高达 90%。为了进一步检验这套肿瘤患者简明膳食自评工具的有效性和可行性，开展了更大规模的研究，在 25 家医院展开调研。结果显示，与 24 小时膳食回顾法相比，78% 患者通过简明膳食自评工具可准确估算出膳食摄入情况。71.0% 的患者表示通过医护人员简单指导，或者自行看图表便能完全明白自评工具的使用方法。可见这套工具简单易懂，准确率也较高。后期还会有更大规模的研究来检验这套工具的实用性，相信通过加强对研究参与人员的自评表标准解读的教育，一定还能进一步提高此工具的准确度。

（一）简明膳食自评工具的核心特征

膳食自评工具的核心特征。

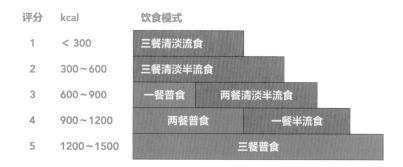

评分	kcal	饮食模式
1	< 300	三餐清淡流食
2	300 ～ 600	三餐清淡半流食
3	600 ～ 900	一餐普食 / 两餐清淡半流食
4	900 ～ 1200	两餐普食 / 一餐半流食
5	1200 ～ 1500	三餐普食

1 分：三餐清淡流食，无肉、缺油；

2 分：三餐清淡半流食，无肉、缺油；

3 分：一餐正常普食，两餐清淡半流食，基本无肉、少油；

4 分：两餐正常普食，一餐清淡半流食，少肉、少油；

5 分：三餐正常普食，主食、肉、蛋、奶、菜、油脂充足。

（二）简明膳食自评工具使用方法

使用方法是指作为医务工作者如何教给患者理解自评表，指导患者可以自评膳食，自我定义膳食评分。在肿瘤治疗及康复期可以自我监控饮食量，教育患者饮食目标要达到 4 分以上，如果体重下降要达到 5 分；如果达不到分值目标，要尽快咨询主管医生或营养师，通过营养治疗的方法，达到目标营养需求量，从而保持体重稳定，这是非常重要的。

要理解自评表，首先应理解正常饮食的主体能量是来自于主食、肉蛋奶类及油脂，而蔬菜及水果的能量偏低，要保持体重稳定，应以前三者摄入为主。保证一定量的主食摄入（300g 以上），并以普食为主（干饭，比如馒头、米饭、花卷、包子、水饺等）；一定量的肉、蛋、奶类摄入，不但能提供能量，还可提供丰富的优质蛋白质；其次是油脂，油脂提供的能量密度最高，如果饮食清淡，油脂匮乏，就面临相应的能量缺乏。所以，如果一位患者主食以清淡粥类为主，基本不吃肉、蛋、奶类，那么能量及蛋白质摄入就会大幅度降低，常不足应当摄入量的 50%，而采用该类饮食的肿瘤患者不在少数。因此，我们要了解患者的饮食量一般要了解到如下信息：

1. 主食吃得怎么样？是以干饭还是稀饭为主，是三顿稀饭还是两顿稀饭（这是最主要的问题，如果患者以稀饭作为主食的主体，那么患者饮食评分基本在 3 分以下）。

2. 是否能够吃 150g 肉，还是吃很少的肉，或者不吃肉类（这样的患者评分也大多在 3 分以下）。

3. 是否能够吃 1 ~ 2 个鸡蛋。

4. 能喝多少牛奶。

5. 饭菜是否清淡。

通过这几个问题，基本可以教给患者理解自己的饮食量情况，然后理解评分的价值，从而树立目标量 4 ~ 5 分的概念，要能够吃 200 ~ 300g 或 300g 以上的普食主食（干饭），100 ~ 150g 或 150g 以上的肉类，吃 1 ~ 2 个鸡蛋，喝 250ml 以上的牛奶，每天要吃 300 ~ 400g 或 400g 以上的蔬菜，饭菜要有正常量的油脂，加餐有水果（对于体重 60kg 左右、活动量比较小的肿瘤患者来说）。结合体重、体力变化，如果能够保持体重、体力稳定，甚至有所增长，这样的饮食才是正常的饮食量。

即使是简明膳食自评工具，也需要事先了解一下膳食能量的基本信息。

估算食物的量不必非常准确，但是患者应大概知道每份食物吃了多少，以便自评。若是食用带包装袋的食物，可查看包装袋正面的"净含量"，来确定自身大概食用的量。若非包装袋食物，可简单使用以下方法来估算食物的重量。

食物	图示	重量
米饭	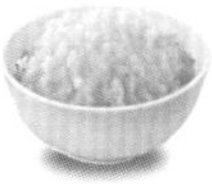 110g 米饭（50g 大米）	110g
鸡蛋 （标准大小,带壳）	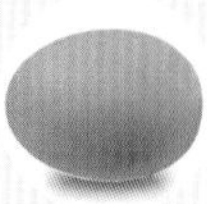	50g
肉类（两指厚长）	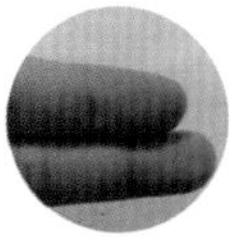	50g
一把蔬菜（生） 食指与拇指弯曲接触可拿起的量	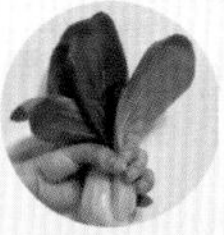 100g 油菜　100g 菠菜 2 棵（手长） 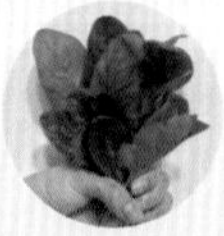	100g
一捧蔬菜（生） 两手并拢,一捧可托起的量	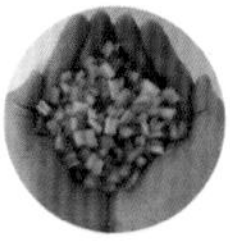 100g 芹菜	100g

续表

食物	图示	重量
一杯牛奶 （一般大小水杯）	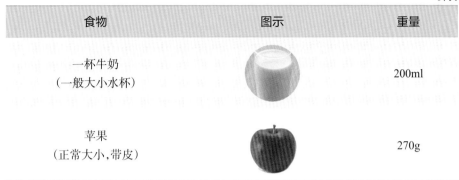	200ml
苹果 （正常大小，带皮）		270g

注：以中等身材成年女性的手为参照

为了方便读者更好地理解简明膳食自评工具，可参考案例。

案例：山东人，右肺中叶小细胞癌患者，接受化疗期间

今日膳食情况：

餐别	日期：2018.08.04	
	食物	数量
早餐	白米粥	一碗（100g）
	牛奶	一杯（200ml）
	鸡蛋	一个
	白面包	两片
午餐	清淡无肉龙须面	一碗（100g）
	咸菜	少许
晚餐	八宝粥	一碗（100g）
	西瓜	200g

评分解析：患者山东人，可以对照简明膳食自评表北方版。患者全天主食以粥和面条为主，吃少量面包，从主食看在3分左右；有一个鸡蛋和一杯牛奶，无肉，缺油，符合3分特点。综合来看，这位患者的膳食自评得分为3分，能量在600～900kcal。

························ 第九节 ························

如何估算每日营养需要量

对于恶性肿瘤患者而言，因肿瘤本身或抗肿瘤治疗，大部分患者可能出现代谢异常、消化吸收障碍等问题，所以患者的营养需求量与健康群体有所差异。

总的来说，肿瘤负荷或早期康复期肿瘤患者蛋白质摄入量应增加，脂肪摄入比例应增加，一般占总能量的 35% ~ 50%。推荐多食用富含 n-3 和 n-9 的长链多不饱和脂肪酸的食物，如鱼肉类等。碳水化合物摄入量可适当减少，占总能量的 35% ~ 50%。在这些营养物质中，能量和蛋白质对肿瘤患者至关重要，适量的能量摄入和充足的蛋白质摄入，可以帮助患者维持适宜的体重，减少肌肉的丢失，稳定代谢内环境，有利于改善患者的临床结局。因此，知道如何估算患者每日需要摄入多少能量和蛋白质非常重要。

一、能量需求量

能量需求量被定义为：某个特定年龄、性别、体重、身高和体力活动的人为生长发育或维持机体所必需的膳食能量摄入。从定义上可以看出，每个人的能量需求都会由于自身的年龄、性别、身体状况和体力活动有所不同。对于恶性肿瘤患者，因为肿瘤负荷和抗肿瘤治疗带来的应激及炎症等因素，也会对能量需求有所影响。

一般来说，估计能量需求的方法非常多，通常分为测定法和估算法。测定法可分为直接测热法、间接测热法和双标水法。目前而言，直接测热法非常昂贵、工程复杂且操作费时，仅在实验室研究中使用。间接测热法的设备普及度也相对较低。双标水法虽然精准度高，但是设备和稳态同位素的价格十分昂贵，并且需要专业人士操作质谱仪，所以实用度不高。

估算法是目前医院里最常用的一种方法，虽然没有测定法准确，但是简单、方便、高效且廉价。根据原国家卫生和计划生育委员会制定的《恶性肿瘤患者膳食指导国家行业标准》：

> 对于卧床患者，每天能量需要在 20 ~ 25kcal/kg；
>
> 对于能下床的患者而言，每天可摄入 30 ~ 35kcal/kg。

举例：如患者目前实际体重 = 45kg，且每天大部分时间处于卧床状态，则每日的能量需要量 =（20 ~ 25kcal/kg）× 45kg = 900 ~ 1125kcal。因此，只要患者每天的摄入量能够在 900 ~ 1125kcal，就说明患者的膳食摄入情况目前较为良好。

值得注意的是，对于肥胖患者能量摄入可根据肥胖程度适当减少，以维持适宜的体重。对于处于严重应激状态或高代谢状态的患者，摄入量应作出调整，可能不适用于此公式，具体摄入情况应由专业的医护人员制定。除此之外，如果患者在近两周内体重迅速增长超过 2kg，一般这种体重增长多数由于水肿或腹水造成，增加的体重多数为水的重量而不是干体重。因此，对于严重腹水或水肿的患者，此公式也应当做出调整，应使用干体重计算能量需求量。

二、蛋白质需求量

肿瘤患者的蛋白质需求量比正常人高，一般可按照 1 ~ 1.2g/（kg·d）。对于严重营养消耗的患者可增加至 1.2 ~ 2g/（kg·d）。同样，对于肥胖患者以及严重水肿或腹水的患者，蛋白质的摄入也应作出相应的调整。

举例：如患者体重为 55kg，身高 165cm，年龄 40 岁，近 3 个月体重下降 1kg，无腹水或水肿，蛋白质需求量为多少？

首先，我们应算出 BMI，检验患者是否属于严重营养消耗。

BMI = 55kg/（1.65m）^{2} = 20.2kg/m^2

对照表"BMI 及体重下降程度相应的营养状况"，可看出患者营养状况不属于严重营养消耗患者，所以给予患者每日蛋白质需要量 = 55kg × 1.2g/（kg·d）= 66g 蛋白。

BMI 及体重下降程度相应的营养状况

BMI	营养状况
年龄 < 65 岁；< 18.5kg/m² 年龄 ≥ 65 岁；< 20kg/m²	营养不良
18.5 ~ 23.9kg/m²	正常
24 ~ 27.9kg/m²	超重
28 ~ 29.9kg/m²	轻度肥胖
30 ~ 34.9kg/m²	中度肥胖
≥ 35kg/m²	重度肥胖

 小知识 如何计算营养干预的补充量？

通过前面的介绍，我们已经了解了如何估算每天能量和蛋白质的摄入量，并且也知道了自己的能量和蛋白质的总需求量怎么算。营养干预的目的就是要补充膳食中没有达到需求量的那部分。因此，营养治疗提供的能量和蛋白质 = 患者每日能量和蛋白质的需求量 − 膳食中能量和蛋白质的摄入量。

举例：一名肺癌患者，体重 55kg，身高 165cm，每天可正常走动，无严重高代谢、无水肿和腹水等情况；近一个月体重下降 3kg，膳食自主评分为 3 分。那患者从营养干预中应获得多少能量和蛋白质？

患者每日能量和蛋白质的摄入量

患者膳食自评为 3 分，根据自评表：

能量摄入量 = 600 ~ 900kcal；

蛋白质的摄入量 = 30 ~ 40g。

患者每日能量和蛋白质的需要量

因为患者可正常走动，每日能量需要量 = 55kg × 30kcal/kg = 1650kcal；

每日蛋白质需要量 = 55kg × 1.2g/（kg·d）= 66g。

营养干预提供能量和蛋白质的量

营养干预提供的能量 = 1650kcal −（600 ~ 900kcal）= 750 ~ 1050kcal；

营养干预提供蛋白质 = 66g −（30 ~ 40g）= 26 ~ 36g。

营养干预方法

营养治疗的定义为基于营养的临床治疗，通过评估个人营养状况，给予营养方案以治疗某些疾病的医疗过程，包括改善患者营养状况和临床结局。营养治疗的方法一般分为两类：营养教育和人工营养。人工营养细分为肠内营养和肠外营养。

一、营养教育

营养教育（nutrition education）是营养治疗最基础的手段。根据原国家卫生和计划生育委员会发布的行业卫生标准，营养教育被定义为通过信息交流，帮助群众获得食物和营养知识、了解相关政策、养成合理饮食习惯及健康生活方式的活动。可以看出，营养教育是通过医护人员对患者的宣教，改变患者的饮食行为最终改善患者的营养状况的一种干预手段。一般包括：营养咨询、饮食指导以及饮食调整三个方面，适用于患有营养不良或存在营养不良风险，但程度较轻的患者。使用"饮食＋营养教育"即有可能完全治愈轻度营养不良患者。另有研究证明抗肿瘤治疗期营养教育可以改善患者预后，包括提高摄入量、减少治疗相关副作用以及提高生活质量等。

二、人工营养

人工营养（artificial nutrition，AN）指非日常营养膳食的一种营养干预手段，临床上通常包括肠内营养和肠外营养。

（一）肠内营养

肠内营养（enteral nutrition，EN）指的是，对具有胃肠道消化吸收功能障碍的患者，因其病理、生理或治疗需要，需通过消化道即口服或管饲的方式给予由中小分子营养素组成的、易消化或不需消化的流质营养制剂，从而为患者提供能量和营养素，满足机体代谢的一种营养治疗手段，也被认为是最理想的营养供给途径。肠内营养分为部分肠内营养和全肠内营养。部分肠内营养（partial enteral nutrition，PEN）即肠内营养提供患者部分而非全部的营养物质和能量；全肠内营养（total enteral nutrition，TEN）即患者的营养物质和能量全部由肠内营养提供。

当患者的胃肠道消化吸收功能允许且能耐受，而日常膳食所获取的营养物质达不到患者的需求量时，肠内营养是首选的营养支持手段。在临床上，这是人工营养的基本原则。肠内营养的目的是替代或者补充经口进食不足的营养以及能量，减缓肿瘤患者由于肿瘤本身或抗肿瘤治疗造成的分解代谢的影响，从而改善患者的营养状况，降低由于营养风险造成的不良预后的发生。

根据给予方式的不同，肠内营养可以分为口服营养补充和管饲。2006年欧洲代谢与营养学会把口服营养补充（oral nutritional supplements，ONS）定义为补充性经口摄入特殊医学用途配方食品（foods for special medical purpose，FSMP），可被调配后直接口服或添加在其他食物或饮品中经口服用。特殊医学用途配方食品被定义为为了满足进食受限、消化吸收障碍、代谢紊乱或特定疾病状态人群对营养素或膳食的特殊需要，专门加工配制而成的配方食品。该类产品必须在医生或临床营养师指导下，单独食用或与其他食品配合食用。此医学配方食品由《特殊医学用途配方食品通则》（GB 29922-2013）和《特殊医学用途配方食品良好生产规范》（GB 29923-2013）两项国家标准进行基本准则管理。

管饲营养（tube feeding）则针对由于各种原因无法经口进食，或经口进食无法满足营养需求量的患者，或有进食禁忌的患者，将管置于消化道内，通过管饲输注特殊医学用途食品，为患者提供营养物质和能量。

1. **肠内营养的优点和缺点**　肠内营养制剂相对较便宜，对于设备技术的要求也不是太高，并且相对符合人体生理状态。另外，肠内营养输送的营养物质，主要是通过门静脉系统吸收，再转移至肝脏，这样的吸收过程有利于肝脏对蛋白质的合成及代谢调节。不仅如此，肠内营养的并发症也相对较少，程度较轻，监护较简单，因此相对较安全。最重要的是，肠内营养可以维持，甚至改善患者的消化道黏膜细胞结构和功能的完整性，避免黏膜细胞萎缩，并且利用胃肠道正常的消化吸收、分泌激素和杀菌功能，维持胃肠道免疫功能，保证肠道菌群生态平衡，减少肠道菌群移位的发生，避免肠源性感染。这是相比于肠外营养，肠内营养最大的优点。

近年来，肠内营养优于肠外营养的证据越来越多。一项研究发现，胃癌患者术后进行肠内营养，可以提高患者的营养状况和免疫功能，对于消化道功能的恢复也有帮助。美国肠外肠内营养学会（ASPEN）也指出，肠内营养可以缓解患者的分解代谢，提高患者的免疫功能和维持胃肠道功能的完整性。不仅如此，还有研究发现，在给予同样的能量以及氮量的情况下，接受肠内营养的患者体重增加更加明显，人体成分的改善和氮潴留情况也优于完全肠外营养。

2. 肠内营养的适应证和禁忌证 虽然肠内营养对患者的帮助很大，但并不是所有患者都能通过肠内营养获得最大益处。

参照国内外相应临床指南，对于恶性肿瘤患者，肠内营养的适应证：

• 意识不清、昏迷、肿瘤压迫所致神经系统异常、老年痴呆、神经性厌食症、精神失常等无法正常经口进食的患者；

• 患有吞咽或者咀嚼障碍的患者，如头颈部肿瘤患者术后或放疗、化疗后常出现这种情况，或者重症肌无力患者；

• 上消化道梗阻或上消化道术后患者，如食管癌、贲门失弛缓症、胃瘫等；

• 部分消化道瘘患者，应保证提供的部分营养素不会从瘘口流出；

• 高代谢状态患者，如严重创伤、大面积烧伤、严重感染造成患者处于高代谢状态；

• 炎性肠道疾病患者，如克罗恩病、溃疡性结肠炎患者；

• 短肠综合征患者，小肠被部分切除的患者；

• 胰腺疾病患者恢复期，病情稳定、胃肠功能改善后可使用肠内营养；

• 围手术期或放疗、化疗期间的营养不良患者；

• 消化吸收不良的患者，如消化道肿瘤患者；

• 器官功能不全的患者，如慢性肾衰竭、心力衰竭、慢性阻塞性肺疾病患者等。

肠内营养也有禁忌证，对于下列患者严禁给予肠内营养：

• 完全性肠梗阻患者；

• 肠麻痹患者；

• 重症胰腺炎急性期患者；

• 顽固性腹泻和呕吐患者；

• 上消化道活动性出血且出血量大的患者；

• 小肠广泛切除 4 ~ 6 周的患者；

• 胃肠蠕动严重减慢的患者（相对禁忌）；

- 腹膜炎患者;
- 坏死性肠炎患者。

3. 肠内营养配方　个性化的肠内营养配方制剂（特殊医学用途配方食品），可提供配比均衡且全面的营养物质，并且营养素形式以中小分子为主，残渣极少，因此易消化吸收。根据 2016 年发布的《肿瘤营养治疗通则》，肿瘤患者应适量减少碳水化合物的供能比例，提高蛋白质和脂肪的供能比例。针对肠内营养，碳水化合物供能 30% ~ 50%，脂肪供能 25% ~ 40%，蛋白质供能 15% ~ 30%。根据国家标准《特殊医学用途配方食品通则》，制剂因成分的不同，可分为全营养配方食品、特定全营养配方食品和非全营养配方食品三大类。

（1）全营养配方食品：被定义为可作为单一营养来源满足目标人群营养需求的特殊医学用途配方食品。它是一种营养全面、配比科学、营养密度高、化学成分明确的不含残渣或少渣的营养制剂。全营养配方食品可分为两种：要素制剂和非要素制剂。

要素制剂

常见的要素制剂由氨基酸或游离氨基酸和短肽提供氮源，由葡萄糖、蔗糖或糊精（可能含有中链脂肪酸）提供能源的小分子物质组成的营养制剂。因其含有的营养物质都是被预先分解的小分子结构，所以此配方无需消化或稍加消化即可被人体吸收，提高胃肠道的耐受性。适用于消化道损伤的患者，如短肠综合征、胃部分或全部切除等。同样适用于严重营养不良和肝功能损害的患者。此营养制剂既可口服又可管饲，但是由于氨基酸和短肽的因素，口感和味道不易被患者接受。

非要素制剂

非要素制剂多数以整蛋白或蛋白质水解物为氮源，分子结构比要素制剂大，但是渗透压接近等渗（300 ~ 450mmol/L），口感味道易于患者接受，比要素制剂更适合口服，也可用于管饲。对于胃肠道功能较好的患者是首选配方。

（2）特定全营养配方食品：被定义为可作为单一营养来源能够满足目标人群在特定疾病或医学状况下营养需求的特殊医学用途配方食品。根据《特殊医学用途配方食品通则》规定，此配方的能量和营养成分含量应以全营养配方食品为基础，但可依据疾病或医学状况对营养素的特殊要求适当调整，以满足目标人群的营养需求。常见的特定全营养配方包括糖尿病全营养配方食品、呼吸系统疾病全营养配方食品、肾病全营养配方食品、肝病全营养配方食品等。其中对于恶性肿瘤患者，也有专门按照其营养代谢需求所配制的肿瘤全营养配方食品。

（3）非全营养配方食品：被定义为可满足目标人群部分营养需求的特殊医学用途配方食品，不适用于作为单一营养来源。常见的非全营养配方食品主要包括营养素组件，如蛋白质组件、脂肪组件、糖类组件等，电解质配方、增稠组件、流质配方和氨基酸代谢障碍配方等。这些配方的营养成分不全面，不能作为单一营养来源满足患者的营养需求，需要与其他食品配合使用，起到对完全营养配方的补充或强化的作用。医生或临床营养师应按照患者的疾病状况、个体差异、治疗情况等特殊状况或需求，进行个体化的调配，为患者提供最适宜的营养配方。

4. 肠内营养途径 肠内营养的途径多种多样，具体的选择应依据患者的肿瘤类型、肿瘤分期、抗肿瘤治疗手段、经口进食能力、患者的临床状态、误吸或喂养管位移的危险程度、肠内营养支持的预期时间、患者的生理解剖情况（比如一些重度肥胖患者放置喂养管难度较大）以及消化道功能等。常见的肠内营养途径可分为两种：口服和管饲。管饲又可分为两种：经鼻管饲和经皮造瘘置管。如果患者的营养干预预计小于 4 周，被称为短期营养支持，则建议接受经鼻管饲，如鼻胃、鼻十二指肠或空肠管；如果患者需要长期的营养支持，则建议使用造瘘置管，如经皮胃、十二指肠或空肠造口。

（1）口服营养补充（oral nutritional supplements，ONS）：是肠内营养支持中最安全的途径，无创伤，简单有效，且最接近患者正常饮食方式，符合生理需求，为患者提供日常膳食以外的能量和营养素。如果患者意识清醒，无吞咽障碍，消化道症状也不严重，依然可以经口进食的话，口服营养补充应是患者首选的肠内营养干预方式。但是目前而言，口服营养制剂的种类和口味较为单一，再加上患者的食欲本来就较差，长期服用可能使患者产生厌恶，患者的依从性因此降低。增加适合于口服营养补充的营养制剂种类和丰富性是我国营养领域发展的重要方向（特殊医学用途配方食品）。

（2）鼻饲管途径：是将营养管经鼻腔进入消化道的一种肠内营养途径，鼻饲管可直接插入胃内，则称为鼻胃管；如果鼻饲管终端在十二指肠内，则称为鼻十二指肠管；到达空肠则称为鼻空肠管。鼻饲管的置入过程，与造瘘置管相比，创伤较小，且拆取相对方便、简单。但是其容易造成鼻咽部机械刺激、出血、感染等问题。对于头颈部放疗患者，可能加重他们的口腔或咽喉的黏膜炎症。因此，不建议此类患者长期使用鼻饲管。还有研究发现，患者出院后，在家长期使用鼻饲管可能对患者造成社交压力。综上所述，鼻饲管途径比较适合短期需要营养干预的患者。因此，我们建议经口进食困难或经口进食无法达到营养需求量，营养支持预计小于 4 周或者无法确定营养干预时长的患者，宜使用经鼻饲途径进行肠内营养支持。

至于选用哪种类型的鼻饲管，基本原则应根据患者消化道损伤的位置。消化道器官的顺序从上到下为食管、胃、十二指肠和空肠。喂养管的终端应置于具有损伤的消化道器官的下一个消化道器官。比如，口腔、咽喉或者食管癌患者，可把喂养管置于胃部，即选用鼻胃管；胃癌、严重胃反流、胃动力障碍、误吸风险极高的患者，可选用鼻十二指肠管。如果患者消化道完整且功能正常，但经口进食无法满足营养需求，则可直接选用经鼻胃管，比如精神障碍、厌食以及非消化道恶性肿瘤患者等。

当然，每种经鼻饲管方式均有禁忌证，比如患有顽固性呕吐、严重胃反流、胃排空障碍、食管炎及食管狭窄的患者，严禁使用鼻胃管。肠道远端梗阻、小肠吸收不良、小肠运动障碍等肠道损伤的患者，不宜使用鼻十二指肠或空肠管。

（3）造瘘置管：对于需要长期营养支持（大于 4 周）的患者而言，应选用造瘘置管，其置管过程需要外科手术或内镜引导手术。考虑到长期鼻饲管可能造成鼻面部以及上消化道刺激，影响患者的舒适感，并且增加呼吸道感染的机会，因此建议长期营养支持的患者使用造瘘置管。目前临床上，可以采用经皮内镜下胃造口术（percutaneous endoscopic gastrostomy，PEG）为患者置管，无须外科手术。此技术是在内镜的引导下把饲管经过腹壁放置于胃部或空肠。相比于外科手术，经皮内镜下胃造口术只需要局部麻醉，并且操作时间短，并发症较少，被广泛推广。但是总的来说，造瘘置管的并发症比鼻饲管严重，操作和护理也均比鼻饲管复杂，费用也相对较高。造瘘置管位置的选用原则，与鼻饲管相似。患有吮吸或吞咽障碍、食管狭窄和闭锁、肿瘤等病症者，意识障碍或昏迷的患者，均可选用胃造口途径。喂养吸入风险高、胃肠道瘘、胃蠕动障碍、重症胰腺炎、重大复杂手术后的患者，应选用空肠造口途径。

胃造口禁忌证包括原发胃部疾病如胃癌、胃排空障碍、顽固性呕吐以及严重胃反流。空肠造口的禁忌证包括肠梗阻、广泛肠粘连、消化道出血、大量腹水、放射性肠炎以及重度肠道炎性疾病。

5. 肠内营养输注方法 大致分为三种：一次性推注、间歇性滴注以及连续性输注。输注方式要根据患者的胃肠道耐受情况、喂养管终端位置、肠内营养液的性质、管饲方式以及营养需要量来确定患者适合哪种肠内营养输注方式。

（1）一次性推注：是将配制好的肠内营养液通过注射器缓慢推注，经喂养管输注至患者胃内的一种喂养方法。推荐胃肠功能正常且病情稳定的患者使用。美国肠外肠内营养学会发布的《肠内营养治疗安全实践》指出，患者每日可一次性推注 3～8 次；如果胃肠道耐受良好，可每 8～12 小时增加 60～120ml，直到达到目标量。根据临床经验，患者一般可耐受每次缓慢推注 500ml，每天 3～4 次。这种操作便捷，节约时间，无须使用输液泵，因此费用较便宜，输注时间可接近于正常饮食的间隔，因此只要患者可以耐受，应鼓励患者使用此方法。

因为一次性大量推注营养密度较高的营养液，尤其在推注速度较快的情况下，会降低患者胃肠道的耐受性，引发腹胀、腹痛、恶心、呕吐等消化道症状。一旦出现这些症状，应建议患者暂停 10～15 分钟，等症状缓解后，再继续推注剩余营养液。随着患者使用肠内营养的次数增多，这些症状可慢慢随着胃肠道的逐步适应而有所改善。肠造口患者不宜使用一次性推注法，因其可能导致肠管扩张，出现腹胀、呕吐、腹泻等症状。

（2）间歇性滴注：是将配制完成的肠内营养制剂置入管饲容器，输注管与喂养管相连，利用重力作用或通过泵缓慢滴注，滴注应由慢到快，根据患者耐受情况逐渐增加。每次可滴注 250～500mL，平均速率在 100～200ml/h，每次可持续 1～2 小时，每日 4～6 次，滴注时间可接近于正常饮食间隔。间歇性滴注在临床中使用较多，与一次性推注相比，患者耐受性更好。与连续性输注相比，允许患者拥有更多自由时间，对日常活动的影响较小，患者的生活质量更高。

（3）连续性输注：对于不能耐受一次性大量推注和间歇性滴注的患者，连续性输注是更好的选择。连续性输注指在输液泵或在重力的作用下连续 12～20 小时的输注，适用于多数经胃肠管饲，特别是危重及空肠管饲的患者。起始速度一般 10～40ml/h，3～5 天后逐步加量至 100～125ml/h。多数患者 3～5 天能达到目标营养需要量。因为输注速度较慢且匀速，可潜在提高胃肠道的耐受性，降低误吸的风险，胃残留减少。适用于因抗肿瘤治疗或肿瘤负荷造成的胃肠道功能障碍的患者和危重患者。对于小肠喂养的患者，如空肠造口，仅限使用连续性输注的方法。但是连续性输注因需要肠内营养泵，使用费用相对较高，并且一定程度上限制了患者的活动自由。值得庆幸的是，随着科学发展，现代的肠内营养泵已发展成便携式，一定程度上提高了患者的适应性和灵活性。

输注的体积、速率、浓度都应从低水平开始，逐渐过渡至患者可以耐受的程度。根据美国肠外肠内营养学会发布的指南，建议连续性输注应从 10～40ml/h 开始，如果患者可以耐受，每 8～12 小时增加 10～20ml/h，3～5 天可达到肠内营养的需求量。但也有些研究发现，连续性输注可在刚开始时就达到目标速率，但对于高渗透压的配方应谨慎，通常需要一段时间才能达到目标速率。

6. 肠内营养并发症

（1）胃肠道并发症

1）腹泻：是临床营养师最关心的一个消化道症状。造成腹泻的原因有很多，比如药物致泻（山梨醇）、乳糖不耐受、营养吸收不良、肠胃细菌过度生长、膳食纤维不足或过量、滴注速率过快、配方制剂温度过低、配方或喂养用具细菌感染、高渗性配方、低蛋白血症等。因导致患者腹泻的原因繁多，可能是多因素造成，不能盲目改变配方，或直接终止肠内营养，应逐一排查，找到根本原因才能解决问题。

首先，应检查输注速率和输液加热器，确保营养液温度在 35～40℃，慢速输注。其次，可排查配方或喂养器具是否被污染，若被污染应立即更换，记得提醒家属配置好的营养液不易在室温放置过久（一般不超过 8 小时），应及时输注，否则细菌容易繁殖。短期内不使用的营养制剂，应低温保存不超过 24 小时。肠内营养所用的所有器具也应定时更换、清洗、消毒。下一步可排查患者是否有乳糖不耐受、肠胃细菌过度生长、低蛋白血症、营养吸收不良等情况，以及确定患者的用药情况（尤其抗肿瘤药物）、膳食纤维量以及营养液渗透压是否过高等问题。最后，针对出现的问题，对应解决。

2）恶心呕吐：也是肠内营养最常见的并发症之一。输注速率过快、喂养管位置错移、高渗性配方、高脂肪含量配方以及胃轻瘫都可导致患者出现恶心呕吐的情况。因此，针对出现恶心呕吐的患者，应首先查看滴注速度是否过快，若过快应减慢速率，或以间歇性输注为主，待患者症状好转后，再由低速逐步增加速度。其次，可检查胃残余量（gastric residual volume），即成人输注营养液 3 ~ 4 小时后，胃里残留的营养制剂的含量。如果配方浓度过高，或患者出现胃轻瘫、胃动力不足等问题，都会使营养制剂难以消化，大量残留在胃部，导致恶心呕吐的症状。因此，若营养配方不适合患者应及时调整；若是胃轻瘫所致，可停止输注营养液一段时间，或减慢输注速度，待情况好转再逐步加速。同时要监测胃残余量，考虑是否使用促胃动力的药物，或改变置管位置，在胃幽门后置管。再次，如果患者在营养液输注减速的情况下，仍然出现恶心呕吐的问题，则可考虑是否出现喂养管移位，堵住幽门的情况。幽门是连接胃和十二指肠的关键部位，若堵住幽门会造成营养液淤积在胃部，导致恶心呕吐的问题。一般可采用影像学、抽取胃容物或向胃部注入空气以听诊的方式确定喂养管的终端位置，若出现此问题，应及时调整喂养管位置。最后，也要排查是不是抗肿瘤药物所致。肿瘤患者在治疗过程中，经常会出现恶心、呕吐的副反应，要仔细鉴别是否与肠内营养有关。

3）腹胀和肠痉挛：主要是因为营养制剂温度过低、输注速率过快、输注量过大、渗透压过高、胃轻瘫、肠功能差等因素导致，肠痉挛常与腹泻伴发，与出现恶心呕吐时的解决方法一致。

4）便秘：造成患者便秘的原因有水分不足、膳食纤维不足、患者运动量减少、粪便嵌塞（fecal impaction）、肠梗阻、药物作用（如止痛药）以及肠动力功能紊乱（intestinal dysmotility）。因此对便秘患者应增加液体量和膳食纤维量，鼓励其多走动。若是病理或药物原因，应尽快查明，对症解决。

（2）代谢性并发症

1）脱水：患者出现脱水的情况主要是由于发热、感染、液体摄入不足、严重体液丢失、药物治疗等造成。为患者补水的同时，应查明具体病因，对症解决。

2）血清电解质异常：电解质升高可能由于配方中的电解质浓度过高，患者体液丢失过多或者液体摄入不足所造成。若排除了以上原因，应考虑患者是否有肾功能降低和药物干扰的可能。血清电解质降低常见于患者有过度消耗，常规营养制剂中的电解质不能满足需求所致，发生再喂养综合征也会导致部分电解质降低，水潴留的患者也可能会有血清电解质下降的问题（过度水化）。部分肿瘤患者会伴随副肿瘤综合征，出现抗利尿激素分泌异常、水潴留及低钠血症。

3）高血糖：即空腹血糖 > 7mmol/L 或随机血糖 > 11.1mmol/L。引发高血糖的原因有糖尿病、葡萄糖摄入过量、胰岛素抵抗、代谢应激和药物如糖皮质激素、儿茶酚胺、免疫抑制剂等。解决办法为给予患者胰岛素、降低葡萄糖的摄入量，也可使用木糖醇代替葡萄糖，若患者脂类代谢正常，也可增加脂类摄入，提供能量。

4）低血糖：即血糖 < 2.8mmol/L，引发原因可能是营养供给不足或中断、胰岛素过量以及肝功能不全。若是能量供给不足，则应提高肠内营养制剂的能量或葡萄糖的供给。若使用胰岛素过量，可考虑胰岛素减量或停止。

5）低钾血症 / 低磷血症：都是再喂养综合征（refeeding syndrome，RFS）的典型表现。再喂养综合征是指在长期饥饿或严重营养不良的状态下，对患者进行重新喂养（包括经口进食、肠内营养或肠外营养，尤其是肠外营养），导致能量底物，特别是碳水化合物突然进入代谢期患者血液中，血糖升高，胰岛素分泌上升，机体糖代谢和蛋白质合成增加，参与代谢的电解质和维生素如钾、镁、磷、维生素 B_1 等大量进入细胞内，血液中电解质和维生素含量骤降所引发的一组与代谢异常相关的临床表现，包括严重电解质代谢紊乱、葡萄糖耐受性下降、血流动力学改变、神经肌肉问题等。再喂养综合征的典型症状是"四低一高"：低血钾、低血磷、低血镁、低维生素 B_1，高血糖。其中低血磷是其特征性症状，低血钾是其主要死亡原因。

除了电解质紊乱，再喂养综合征其他常见的症状包括身体功能异常如肌无力、肌肉疼痛、肢体麻痹、四肢瘫痪；心肺功能异常包括心率过快、呼吸困难、心搏骤停；脑部异常如谵妄；还有腹泻、感觉异常、横纹肌溶解、肝功能异常等症状。

在进行营养干预之前，对于再喂养综合征高风险人群（如禁食时间较长、严重营养不良、碱中毒、脓毒血症、糖尿病、肝硬化、手术创伤患者），应密切监测患者的电解质、水负荷、血糖、心电图等，尤其是葡萄糖、镁、钾和磷应在干预前及时纠正。在刚开始营养干预的第一周，应继续密切监测以上指标。营养支持过程中应给予足量的电解质、B 族维生素和适量的碳水化合物，可适当提高脂肪的供能比，以避免再喂养综合征的发生。针对营养不良程度重，禁食时间长，或预计营养干预时间长的患者，开启营养治疗初始时期，应给予低能量（如 10 ~ 15kcal/（kg·d））补充，待患者耐受后，再逐渐增加能量至全量。

（3）机械性并发症：鼻饲管途径因其置管位置、饲管质硬或长期使用，易引发鼻咽部刺激、糜烂、出血，食管损伤等机械性并发症，可改用质地较为细软的喂养管，若情况严重，如头颈部肿瘤放疗患者，可考虑改用胃造口进行肠内营养干预。肠内营养，尤其是鼻胃管，易导致误吸、反流、吸入性肺炎等并发症，建议患者在接受喂养时，尤其是年迈、虚弱、昏迷、痴呆的患者，把床头抬高30°～45°，结束肠内营养后，不要立马平躺，应保持床头抬高位置半小时至一小时，并且家属夜间要加强看护。若患者误吸是由于咽喉部内容物和唾液较多，应帮助患者吸声门下的痰，清洁口腔。若胃排空障碍严重，则建议幽门后置管、服用促胃动力药，并监测胃残余量。

若配方浓度较高，残渣较多，或者配方中加入不适宜的药物，造成较多沉淀，可造成饲管堵塞的问题，建议饲管应每3～4小时冲洗一次，每次喂养结束后冲洗导管。置管周围皮肤也需要细致的护理，避免由于皮肤过于湿润，导管渗出物或机械摩擦所致皮肤感染；造瘘置管的患者还可能出现造口出血、伤口难以愈合的问题，因此应加强护理措施，严重时可考虑手术处理。

7. 肠内营养监测 研究发现肠内营养支持的患者中仅有不到10%会出现较为严重的并发症，其他的并发症都可以通过适当的监护来预防或者处理，因此，为达到营养干预效果的最大化，营养监测必不可少。肠内营养应监测患者的代谢状况、胃肠道耐受性、水化状态和营养状况。每天应询问并记录患者的消化道症状（如腹胀、腹泻、恶心、呕吐等）、监测24小时液体出入量、水肿或脱水体征状况、大便量及性状。体重监测至少每周3次；营养指标（皮褶厚度、肌酐/身高指数、上臂肌围）至少每周监测2次；血清电解质（血钙、血镁、血磷、血钾、血钠）、血尿素氮、肌酐应每周监测1～2次；生化指标包括总蛋白、白蛋白、转铁蛋白、胆红素、血清甘油三酯、肝酶谱、凝血酶原时间和血糖至少一周监测一次，或根据情况定期检查。密切关注管饲状态，避免机械性并发症的发生。

胃内喂养初始48小时以内，应密切监测患者的胃残留物的体积与颜色，建议每4小时检查一次。若胃残余量超过一小时输注量的1.5倍时，应适当降低输注速度或停止输注一段时间；若胃残留物呈现咖啡色絮状物或出现新鲜血块的情况，应暂时禁食禁水，若隐血试验结果为阳性，需配合进一步检查和临床症状判断出血量；若无活动性出血或出血量较少，则可恢复肠内营养。

（二）肠外营养

肠外营养（parenteral nutrition，PN）被定义为经静脉为患者提供包括氨基酸、脂肪、碳水化合物、维生素、矿物质在内的营养素。全肠外营养（total parenteral nutrition，TPN）则指的是患者所有的营养物质完全由肠外营养所提供；部分肠外营养（partial parental nutrition，PPN）或补充性肠外营养（supplemental parenteral nutrition，SPN）是经肠外营养提供部分营养素的一种营养支持。家庭肠外营养（home parenteral nutrition）被定义为在专业营养支持小组的指导下，让某些病情相对平稳，需要长期或较长期依赖肠外营养的特殊患者在家中实施肠外营养，常用于严重消化道疾病患者，如慢性肠衰竭、恶性肿瘤梗阻或胃肠道不全梗阻等。

部分肠外营养的目的是对经口进食和肠内营养支持都无法满足患者营养及能量需求时，所进行的补充性营养干预。全肠外营养的目的是让肠胃得到充分休息的情况下，依然能够维持甚至改善肿瘤患者的营养状况、免疫和器官功能，加强患者的体力及活动能力，提高患者的生活质量，预防和治疗营养不良和恶病质，以及避免因营养不良导致的不良预后。可作为危重患者的唯一营养来源，也可作为肠内营养障碍和无法正常进食的患者维持基本生命的一种治疗手段。

一般情况下，只有当肠内营养无法实施，或即使使用肠内营养和经口进食也无法满足营养需求时，才建议患者使用肠外营养。若患者胃肠道功能有恢复的可能，应尽量缩短肠外营养的时间，一旦胃肠功能恢复，立即停止肠外营养，过渡到肠内营养和经口进食。如果长期使用肠外营养，胃肠道处于不工作状态，缺乏膳食刺激，胃肠道黏膜细胞可能出现萎缩，黏膜屏障遭到破坏，肠道激素分泌下降，肠道消化酶活性降低，致使胃肠道功能和形态损伤。所以，建议根据长期肠外营养的患者的临床状态和实际情况，尽可能地鼓励患者经口进食或给予适量的肠内营养，用食物机械性刺激，改善患者的肠道结构及功能情况。

1. **肠外营养的优缺点** 肠外营养的操作较简单，对于护理工作者而言较轻松。肠外营养制剂营养较全面，配比合理，同时均匀输入，对患者的代谢和利用有益处。并且营养制剂在无菌条件下，一次性配制，可减少营养制剂被污染的可能。但是肠外营养的并发症相对较多，如果胃肠道功能恢复应停止使用。

2. **肠外营养的适应证和禁忌证** 肠外营养应遵守的最基本原则是消化系统功能有问题，肠内营养不能够满足需求的情况下才建议肠外营养。

下列是肠外营养具体的适应证：

• 胃肠道机械性梗阻；

• 麻痹性肠梗阻；

• 消化系统功能障碍；

• 短肠综合征：广泛小肠切除（切除范围 70% ~ 80%），导致腹泻和 / 或营养不良；

• 由于严重的胃肠功能障碍，患者 7 ~ 10 天无法通过肠内营养获得足够的营养（儿童或青少年 4 ~ 5 天，婴儿 2 ~ 3 天）；

• 消化道瘘，尤其是高位小肠瘘，多发性肠瘘；

• 放射性肠炎；

• 严重腹泻、顽固性呕吐；

• 中 / 重症胰腺炎；

• 严重营养不良，伴胃肠动力障碍者；

• 无法接受肠内营养的神经性厌食患者。

下列是需谨慎使用肠外营养的情况：

• 严重高血糖症；

• 肾衰竭末期；

• 多器官功能衰竭；

• 严重代谢性酸中毒或代谢性碱中毒；

• 严重电解质紊乱患者。

胃肠道功能正常是肠外营养的绝对禁忌证。其他禁忌证如下：

• 有一定肠道功能的患者，EN 可以满足 90% 以上；

• 先前营养状况较良好，且预计胃肠道功能在 7 ~ 10 天内能恢复的患者；

• 确诊为无法治愈，生命末期或脑死亡患者；

• 心血管功能紊乱或严重代谢紊乱尚未得到控制者；

• 急需手术者，术前无法实施营养治疗者。

3. **肠外营养配方** 肠外营养制剂包括氨基酸、碳水化合物、脂肪、维生素、矿物质、水等，要求具有适宜的渗透压和 pH 值，以及较好的相容性和稳定性。一般肠外营养制剂中，碳水化合物提供 40% ~ 60% 能量，脂肪提供 30% ~ 40% 能量。

（1）葡萄糖：是肠外营养制剂中碳水化合物的主要形式，具有显著的节约蛋白质效应，且最符合人体生理要求，是肠外营养主要的能量来源。但葡萄糖溶液的渗透压较高，若需要量较高，建议使用中心静脉输注途径。并且葡萄糖输入速度和输入量也应控制在合理范围，较快或过量的输入可能造成高血糖、尿糖和高渗性脱水。长期过量输入还可造成脂肪肝等问题。

（2）脂肪乳剂：主要由大豆油和红花油作为原料，通过卵磷脂乳化，形成脂肪乳剂，在人体内的代谢方式类似于乳糜颗粒。脂肪乳剂核心是由甘油三酯和脂溶性维生素组成，表面由磷脂、游离胆固醇和脂溶性维生素组成。脂肪乳剂可为机体提供能量、必需脂肪酸和脂溶性维生素。其优点较为显著，首先其能量密度高，与氨基酸和葡萄糖相比，等量的情况下提供更高的能量；其次脂肪乳剂是等渗透压制剂，可用于外周静脉途径输入；并且配合高渗葡萄糖、电解质溶液，可降低对血管壁的损伤。除此之外脂肪乳剂无利尿作用，也是脂溶性维生素唯一载体。目前临床上使用较多的脂肪乳剂有长链脂肪酸脂肪乳剂、中长链脂肪酸脂肪乳剂和结构脂肪酸甘油酯（structured triglyceride，STG）。

长链脂肪酸脂肪乳剂是由 14~24 个碳原子的长链甘油三酯组成，富含 ω-6 长链多不饱和脂肪酸，为机体提供必需脂肪酸。一般由大豆油和红花油制成；中链脂肪酸乳剂由 8~12 个碳原子的中链甘油三酯组成，一般由可可油或椰子油制成。中链脂肪酸氧化快速且完全，可为机体快速供能，不易在肝脏中堆积，也不参与促炎反应，对氧化应激以及网状内皮细胞功能的影响也较小。中长链脂肪酸脂肪乳剂是在长链脂肪酸乳剂中添加了中链脂肪酸乳剂。此类脂肪乳剂因其具有快速氧化、清除率高、不易引起脂肪浸润以及对肝脏功能损害较小等优点，因此在临床上应用较多。此外，中长链脂肪酸乳剂所提供的必需脂肪酸只有长链脂肪酸乳剂的一半左右，因此应根据患者需求选择使用。结构脂肪酸甘油酯是一种人工合成的脂肪酸甘油酯，将长链和中链脂肪酸再酯化组合而成，即一个甘油分子上既有长链又有中链脂肪酸。研究发现，与中长链脂肪酸脂肪乳剂相比，结构脂肪酸甘油酯的清除速率更快，更助于患者达到氮平衡状态，适用于肝功能异常的患者。

除以上较为常规的脂肪乳剂，目前临床上也会使用一些特殊功能的脂肪乳剂。例如含有橄榄油的脂肪乳剂，其含有适量的 ω-6 长链多不饱和脂肪酸（20%），为机体提供充足的必需脂肪酸；并且含有 65% 的油酸（单不饱和脂肪酸）和大量的 α- 生育酚，可降低脂肪氧化反应。含有鱼油的脂肪乳剂，富含 ω-3 长链不饱和脂肪酸。研究发现，ω-3 长链不饱和脂肪酸可以下调 PGE_2 的产生，抑制与炎症相关基因的活化，因此可减少机体炎症反应、降低免疫抑制，在提供必需脂肪酸的同时，起到抗氧化、抗炎症的作用。

（3）氨基酸制剂：肠外营养制剂的氮源是由左旋氨基酸提供，此制剂为人工合成的复方氨基酸溶液，含有充足的必需氨基酸和条件必需氨基酸，可根据不同的疾病需求，调配不同的氨基酸比例，为患者提供能量的同时，还可纠正负氮平衡，促进体内蛋白质的合成，为酶、抗体和激素的合成提供原料，以及帮助伤口愈合。此氨基酸制剂纯度高、利用率高、含氨量低、副反应也较低，一般可分为平衡型和非平衡型两种。平衡型制剂中的必需氨基酸与非必需氨基酸的比例为 1：1~3，适用于大部分营养不良患者；非平衡型制剂为特殊患者设计，以疾病代谢特点为基础，为患者提供氮源的同时兼顾代谢治疗的作用。例如肝功能异常的患者，因其血液中的芳香族氨基酸（苯丙氨酸、酪氨酸、色氨酸）含量较高，进入大脑后易引发肝性脑病。因此氨基酸制剂应选用支链氨基酸（亮氨酸、缬氨酸、异亮氨酸）含量高的溶液。因为支链氨基酸主要在骨骼肌中代谢，并非在肝脏中代谢，对于肝功能不全的患者具有重要意义。对于肾衰竭的患者，因需要严格限制蛋白质的摄入量，控制尿素氮水平，因此建议使用必需氨基酸比例较高的氨基酸溶液。

谷氨酰胺是人体内含量最丰富的氨基酸，约占总游离氨基酸的 50%。在人体内是转运氨基酸和氮的主要载体，并且是蛋白质和核酸合成的前体物质。研究发现，谷氨酰胺还可作为所有快速增殖细胞生长过程中的特殊能源物质，如小肠上皮细胞、淋巴细胞等。目前谷氨酰胺对肿瘤患者的临床作用还尚未完全明确，但大量研究发现，针对恶性肿瘤患者，营养支持配方中添加谷氨酰胺可能提高患者免疫系统功能、降低炎症反应、维护胃肠道屏障和功能的完整性、改善氮平衡状态等。

（4）水和矿物质：患者液体的需要量一般与能量的摄入量相关，肠外营养液中水的需求量大致为 1ml/kcal。但应根据临床实际情况适当增加或限制液体的摄入量，保证体液平衡。矿物质包括宏量元素和微量元素。宏量元素如钠、镁、钙、磷、钾等，也称电解质，这些元素在人体内可以帮助调节细胞膜的通透性，控制水分在细胞内外的流动，维持血液的正常渗透压、酸碱平衡和水盐平衡，确保机体的内环境处于稳定状态。因此给予适量且充足的电解质对患者而言非常重要。

肠外营养电解质应根据患者的生理需求和临床情况进行补给，定期根据监测结果，调整供给量。肠外营养液中微量元素主要包括必需微量元素如铁、锌、硒、铜等，这些元素在人体中存在量极少，但却是人体中必不可少的生理活性物质，每一种都有其特殊的生理功能，例如铁和铜可维持人体正常的造血功能，锌、锰、硒等是酶和维生素的活性因子，碘促进生长发育以及调节新陈代谢，铬和铜参与蛋白质、糖的正常代谢。正常情况下，微量元素可根据患者的生理需要补给即可。若出现额外的丢失，则根据实际情况，进行适量地补充。长期肠外营养的患者，应定期监测微量元素是否出现缺乏，一旦出现应立即调整配方。

（5）维生素：包括水溶性及脂溶性，都是调节体内物质代谢过程中必不可少的元素，当肠外营养中长期缺乏维生素时，容易导致很多不良的临床表现，甚至危及生命。

4. 肠外营养输入途径

（1）中心静脉营养：肠外营养的输入途径分为中心静脉和外周静脉两种。中心静脉途径是将导管尖端放置在血流较大的中心静脉中，比如上腔静脉；外周静脉则将导管安置在外周小的静脉中，例如双手或前臂的静脉。根据肠外营养制剂的渗透压决定导管的置管位置。中心静脉血流较大，允许输注高浓度、高渗透压的肠外营养制剂。根据欧洲代谢与营养学会发布的《成人肠外营养指南》规定，肠外营养溶液的渗透压大于850mOsm/L，禁止使用外周静脉输注，必须使用中心静脉途径。若患者需要中期或长期肠外营养支持，也建议使用中心静脉营养。

中心静脉营养的大致有三种不同的导管置管方式分别是：中心静脉导管（central venous catheter，CVC）、经外周静脉置入中心静脉导管（peripherally inserted central catheter，PICC）和植入式静脉输液港（subcutaneous port，简称PORT）。可根据患者肠外营养持续时间、家庭或住院肠外营养支持等因素，选择合理的置管方式。

1）中心静脉导管：一般指通过颈内静脉、锁骨下静脉、颈内静脉与锁骨下静脉汇合处或股静脉等处进行穿刺，将导管送入与右心房接近的大静脉的胸内部分，其中以颈内静脉与锁骨下静脉最为常用。中心静脉导管的质地较硬，对患者静脉血管的机械性损伤相对较大。

根据《肿瘤患者临床营养支持手册》，下列为中心静脉导管适应证：

• 严重创伤、休克及急性循环衰竭等重症患者的抢救；

• 重大手术前为保证术中输液、输血的量和速度；

• 通过CVC监测中心静脉压的患者；

• 需长期输液但周围静脉已无法使用；

• 输注对外周血管有明显刺激的药物；

• 放置起搏导管等。

中心静脉导管的绝对禁忌证是穿刺部位感染，置管静脉有血栓等。

相对禁忌证如下：

• 患者存在凝血障碍、严重感染；

• 患者神志不清无法配合置管；

• 体质虚弱无法耐受插管操作；

• 对导管材料过敏的患者；

• 置管部位接受过放疗或局部组织因素影响稳定性等。

2）经外周静脉置入中心静脉导管：指经上肢贵要静脉、肘正中静脉、头静脉、肱静脉、颈外静脉（新生儿还可通过下肢大隐静脉、头部颞静脉、耳后静脉）等穿刺置管，导管尖端位于上腔静脉或下腔静脉。PICC 的总长度通常为 50～65cm，传统置管方式为盲穿，目前可在 X 线放射显影或者超声引导下置管。有研究发现，与中心静脉营养相比，PICC 置管维护成本较低，可滞留时间较长，一次置管成功率较高，置管造成的创伤小，机械性并发症的发生率更低。因此，PICC 可能比中心静脉导管更适用于需接受中长期肠外营养的恶性肿瘤患者，可满足其常规化疗的多个疗程输液及静脉营养需要（滞留可长达一年）。并且其导管柔软有弹性，对静脉血管刺激小，降低了患者因反复静脉穿刺所导致的疼痛和不适感。此外，其置管操作和护理相对简单，也非常适合在家里接受肠外营养的患者。

根据《肿瘤患者临床营养支持手册》，PICC 适应证如下：

• 需要中长期静脉治疗（输液时间≥ 6 天）的患者；

• 需要反复输血或血制品，或反复采血的患者；

• 可能缺乏外周静脉通道的患者；

• 需输注刺激性较强或浓度较大的药物，如化疗药物及静脉高营养液等的患者。

PICC 禁忌证如下：

• 插管路径有确诊或疑似的导管相关性感染、菌血症及败血症；

• 确诊或疑似对导管材质过敏的患者；

• 在预定插管部位有放射治疗、静脉血栓形成史，外伤史或血管外科手术史，行乳腺癌根治术和腋窝淋巴结清扫的术后患侧上肢，动静脉瘘，肢体肿胀者；

- 穿刺侧有锁骨下淋巴结肿大、有肿块侧或安装起搏器侧；
- 患有上腔静脉压迫综合征的患者；
- 有严重的出血性疾病、严重凝血障碍者（血小板 $< 20 \times 10^9/L$）。

3）植入式静脉输液港：是一种可以完全置入皮下，长期留置在体内的深静脉输液装置，主要由供穿刺的注射港座和静脉导管系统组成。其用途广泛，可用于长期输注各种药物（例如化疗药物）、补充液体、长期营养支持、输血、血样采集等。输液港的植入方式大致分两种：一种需要手术切开静脉进行植入，另一种可通过超声或数字减影血管造影机的引导进行深静脉穿刺植入。输液港可选择的静脉途径包括：颈内静脉、锁骨下静脉、颈外静脉、头静脉、贵要静脉等。

植入静脉输液港的优势较明显，首先其植入技术较为完善，护理频率低，安全可行性高；其次输液港的装置小巧，易于隐藏，对患者的外观影响小；另外，输液港导管相关的并发症发生率较低。最重要的是输液港可长期携带，减少患者因反复静脉穿刺所带来的痛苦。

在临床实践中，输液港常用来输注化疗药物，所以接受长期化疗的肿瘤患者，若同时需要肠外营养，输液港是首选。除了化疗患者，欧洲代谢与营养学会还指出，需要3个月以上的家庭肠外营养支持的患者，建议使用套管式中心静脉导管或者植入式输液港。《中国恶性肿瘤营养治疗通路专家共识（2018）》建议，小儿及儿童的肠外营养支持也应使用输液港。但是，由于输液港的植入费用较高，如果患者除肠外营养支持，无其他治疗需要使用输液港，则不建议使用输液港进行营养支持。

根据《肿瘤患者临床营养支持手册》，静脉输液港适应证如下：

- 需要长期或者反复静脉输注药物的患者；
- 需要进行抽血、采血，输注高渗性、有刺激性药物的患者，如化疗、完全静脉营养（TPN）等药物。

静脉输液港禁忌证如下：

- 确诊或疑有导管相关性感染、菌血症及败血症的患者；
- 体型与输液港尺寸不匹配的患者；
- 对输液港材质过敏者；
- 患有上腔静脉压迫综合征的患者；
- 有严重的出血性疾病、严重凝血障碍者（血小板 $< 20 \times 10^9/L$）。

（2）外周静脉营养：外周静脉对渗透压较为敏感，限制了营养液的营养密度，常常无法满足患者的营养需求，对改善营养状况的效果较差，因此，外周静脉营养不建议长期使用，一般持续 5～7 天，最多不宜超过 2 周。除此之外，对于心肺功能降低和肝肾功能不全的患者，因对输注的液体容量有限制，需要营养能量密度较高的肠外营养制剂，因此对于这类患者，也不建议使用外周静脉输注。且外周静脉营养易造成血栓性静脉炎，需要细致的监护。因此，外周静脉一般可作为一种补充营养的干预手段，或者可作为肠内营养或经口进食的过渡期使用，也可在中心静脉途径未建立完成的情况下，暂时作为营养支持的通路。

5. 肠外营养并发症

（1）肠外营养相关性肝病：长期全肠外营养可引发一些肝胆相关的疾病，成年人常发胆汁淤积性肝病、脂肪肝、黄疸、肝酶谱升高、胆囊结石等，并可进一步引发急性胆囊炎、急性胰腺炎、胆道感染、肝硬化，甚至是肝衰竭及死亡。儿童，尤其是婴幼儿以胆汁淤积性肝病多见。肝脂肪变性可在使用肠外营养 1～4 周内发生，常无明显症状，或有轻度肝部不适。经 B 超检查可发现肝部结构改变。胆汁淤积症状可在肠外营养实施 2 周左右出现。

这类并发症一般由于过度喂养和肠胃缺乏食物刺激，造成胆汁淤积所致。过度喂养体现在长期给予过高的能量，或葡萄糖、脂肪和氮量的供给不合理，因此直接或间接的造成肠外营养相关性肝损害。例如，肠外营养制剂中的氨基酸，可长期作用于肝细胞，影响胆汁分泌，导致胆汁淤积。肠外营养液中的脂肪乳也会引发胆固醇结晶，进而诱发胆汁淤积。过量的脂肪乳则直接导致脂肪酸在肝脏中沉积，引起脂肪肝。过量的葡萄糖在体内可转化为甘油三酯，并在肝脏中沉积。

不仅如此，肠外营养制剂中若缺乏胆碱、必需脂肪酸、卡尼汀等，也会影响体内脂肪酸的代谢，导致脂肪酸氧化和运输异常。长期肠外营养，会使胃肠道黏膜细胞萎缩、褶皱变平、肠壁变薄、肠道黏膜屏障遭到破坏，肠道内菌群移位、细菌过度繁殖，机体内毒素吸收增加，免疫功能受损，进而导致肝功能损害。

肝损害的严重程度取决于肠外营养持续时间、肠外营养制剂用量、肠外营养配方、感染程度和菌群紊乱程度。

肠外营养引起的胆汁淤积是可逆的，在停用肠外营养后，一般能够缓解甚至消失。但是如果进展到肝纤维化、肝硬化、肝衰竭等肝脏疾病，则不可逆。若患者发生胆囊结石、急性胆囊炎则可能需要进行胆囊切除术。肠外营养相关性肝胆损害重在预防，首先应为患者提供适宜的热量负荷，避免过度喂养；其次应保证营养液成分和营养素比例适当，可添加中/长链脂肪乳剂，含有橄榄油或鱼油脂肪乳剂。同时，应尽早启动肠内营养或恢复经口进食，刺激胃肠道功能；即使无法完全恢复经口进食或肠内营养，在患者胃肠道耐受的情况下，应鼓励患者少量经口进食或采取部分肠内营养支持，减少患者肝胆功能的损害程度。

（2）再喂养综合征（refeeding syndrome，RFS）：是肠外营养支持中常见的一种并发症。一般发生于重度营养不良或长期饥饿的早期营养干预时期。"四低一高"：低血钾、低血磷、低血镁、低维生素 B_1 以及高血糖是其典型症状，其中低血磷是再喂养综合征的特征性症状，低血钾是其主要死亡原因。对于高风险患者应给予充足的磷、钾、镁等电解质以及适量的碳水化合物，以避免再喂养综合征的发生。

（3）消化道功能损伤：因长期未使用消化道功能，胃肠道黏膜细胞萎缩，肠道激素分泌下降，营养酶系的活性降低，肠道黏膜上皮通透性增加，无法维持肠道功能和结构的完整性。若出现此问题，可考虑在肠外营养液中添加谷氨酰胺，保护胃肠道屏障，并根据患者的临床状态，给予少量适当的肠内营养或经口进食，或尽快恢复肠内营养和经口进食，用食物刺激胃肠道，利用胃肠道正常的消化吸收、分泌激素和杀菌功能帮助恢复胃肠道功能。

（4）机械性并发症：包括气胸、血胸、动脉损伤、导管堵塞、导管断裂、血栓性静脉炎等。若情况严重，应撤出导管，选用其他输注途径。研究发现，置管方式、置管部位、导管质量、营养液在管壁沉积量等都会影响此类并发症的发生。但大多数的机械性并发症可由细致的导管护理避免。例如，每次结束肠外营养时，用 0.9% 无菌氯化钠冲洗导管，可预防因营养液沉积所致导管堵塞；接着用肝素加 0.9% 氯化钠注射液充满导管腔，可防止回血沉着凝结所致导管堵塞；营养液输注完成后，定期更换敷料，可以预防血栓性静脉炎。

（5）感染性并发症：营养液细菌感染、导管污染都会导致肠外营养感染性并发症。护理人员应严格遵守无菌操作，避免此类并发症的发生。每天在导管接触皮肤部位进行局部消毒处理，可预防皮肤红肿感染。若一旦出现导管引发的感染，应拔出导管，剪去导管头，进行细菌及真菌培养，再进行抗生素治疗。

6. **家庭肠外营养** 在欧美国家非常普遍，分为全肠外营养和部分肠外营养。一般在患者的病情进展较为稳定，但无法经口进食或肠内营养障碍的情况下，家庭肠外营养是患者维持生命的基本治疗手段。临床上，家庭肠外营养主要的实施对象，包括短肠综合征、炎症性肠病、放射性肠炎、肠瘘、肠系膜血栓性疾病、恶性梗阻或消化道部分性梗阻，以及严重营养不良的患者等。对于抗肿瘤治疗效果差、生命末期、预计生存期较短的患者，不建议使用家庭肠外营养。虽并未把这类患者列为家庭营养的禁忌证，多数国家的指南却也明确指出，应综合考虑患者的疾病进展、生活质量、营养状况，同时尊重患者和家属意愿，权衡利弊后再决定是否对其进行家庭肠外营养支持。

根据《成人家庭肠外营养中国专家共识》，家庭肠外营养的适应证包括：

·患者病情稳定且可出院，但是肠道功能暂时性或永久性障碍，无法经口进食、无法进行肠内营养，或经口进食和肠内营养均无法满足患者营养和能量的需求，预计需要肠外营养支持超过 2 周的患者；

·患者和家属均有意愿出院，希望在家中继续治疗，并且愿意接受，并有能力学会家庭肠外营养操作和护理相关的培训和教育；

·患者家庭居住环境良好，有条件专门为肠外营养液配制提供特定房间，或者患者住所附近的医院可为其提供肠外营养液。

除了肠外营养常发的导管相关并发症、代谢性并发症以及肝胆器官损害等，长期的家庭肠外营养还可能引发营养素缺乏，临床上常见的有维生素 B_1、维生素 D、维生素 E、锌、铜、锰、硒、铁等缺乏。维生素及微量元素的摄入应根据患者体内的储存及代谢水平而定，因此应定期为患者评定机体营养素水平，及时调整配方，避免因营养素缺乏导致的代谢性并发症。此外，长期肠外营养还可提高代谢性骨病的风险，临床表现为骨钙丢失、尿钙排出增加、骨密度降低、高钙血症、血碱性磷酸酶增高，患者常发骨关节疼痛，如膝关节、踝关节疼痛，骨折风险也随之增高。建议长期家庭肠外营养的患者应适量的补充钙、磷和维生素 D，降低代谢性骨病的发生风险。

7. **肠外营养监测** 肠外营养并发症相对较多，持续性地监测必不可少，监测内容一般包括营养状况评估、实验室检查、临床检查和导管监测。在患者刚开始实施肠外营养，代谢状态还不稳定的情况下，建议每天监测患者的体重、体温、脉搏、血压、血糖、血清电解质（钙、磷、钾、钠、镁、氯）、血气分析、导管情况（有无导管堵塞、导管异位、导管脱落、导管裂损、导管皮肤处红肿感染等）、24 小时液体出入量、临床情况（包括是否有水肿脱水情况、生命体征是否平稳、是否有黄疸等情况）。前期还应监测血尿素氮和肝酶，每周 3 次。血清甘油三酯、血小板、血红蛋白以及红细胞比容每周监测一次。

当患者的代谢处于稳定状态时，还应坚持每天监测临床情况、体温、导管情况和 24 小时液体出入量；血清电解质每周监测 1 ~ 2 次；血糖每周监测 3 次，高血糖患者每天测 3 ~ 4 次；血小板、血红蛋白、红细胞比容、肝肾功能（血胆红素、转氨酶、尿素氮以及肌酐）、血白蛋白、血清甘油三酯、肱三头肌皮褶厚度、体重、上臂肌围每周监测一次。

三、营养不良的五阶梯治疗

为规范营养治疗流程，中国抗癌协会肿瘤营养与支持治疗专业委员会 2015 年颁布了《营养不良的五阶梯治疗》。文中指出，"营养不良治疗的基本要求应该是满足能量、蛋白质、液体及微量营养素的目标需要量，即要求四达标；最高目标是调节异常代谢、改善免疫功能、控制疾病（如肿瘤）、提高生活质量、延长生存时间。"营养不良治疗的要求四达标具体为：达到 90% 液体需求量，70%（70% ~ 90%）能量需求量，100% 蛋白质需求量，以及 100% 微量营养素需求量。为完成营养治疗的基本要求，科学规范的治疗模式必不可少，营养治疗五阶梯由此而来。

营养治疗五阶梯从下至上为：①饮食＋营养教育；②饮食＋口服营养补充（oral nutritional supplements，ONS）；③完全肠内营养（total enteral nutrition，TEN）；④部分肠内营养（partial enteral nutrition，PEN）＋部分肠外营养（partial parenteral nutrition，PPN）；⑤完全肠外营养（total parenteral nutrition，TPN）。当下一阶梯不能满足 60% 目标能量需求 3 ~ 5 天时，应该选择上一阶梯。

1. 第一阶梯：饮食＋营养教育

饮食＋营养教育是营养干预最基础的手段，也是最经济实用的干预措施，适用于所有营养不良患者（除经口进食障碍患者）。营养教育包括：营养咨询、饮食指导以及饮食调整。通过宣教的方式，改变患者的饮食模式，从而改善其营养状况。

2. 第二阶梯：饮食 + 口服营养补充（ONS）

当饮食 + 营养教育无法满足患者 60% 目标需求量 3 ~ 5 天时，则需采用第二阶梯，使用口服营养补充（ONS）。近年来，ONS 在临床上的应用非常广泛，其治疗效果也被大量研究肯定。ESPEN 也明确指出 ONS 是肿瘤放疗患者的首选营养治疗途径。较具代表性的一项关于 ONS 的研究，纳入了 4 400 万住院患者，利用回顾性分析发现住院期间使用 ONS 的患者，住院时间缩短 2.3 天，住院费用减少 4 734 美元，患者出院后 30 天内再次入院率显著降低。鉴于 ONS 的诸多益处，建议胃肠功能正常的肿瘤患者，首选 ONS 作为肠内营养支持手段，并且无论患者住院还是住家，ONS 均有益处。但值得注意的是并非所有患者都能从中获益，对于经口进食无障碍，营养状况良好的患者，ONS 并不一定优于普通膳食。

3. 第三阶梯：完全肠内营养（TEN）

当饮食 + ONS 还是无法满足患者目标需求时，或者完全无法经口进食的患者，我们建议使用全肠内营养。具体实施 TEN 时应掌握这些基本原则：

肠内营养注意事项

一、一个原则，即个体化，根据每一位患者的实际情况选择合适的营养制剂及其量、输注途径及其方法；

二、了解两个不耐受，胃不耐受及肠不耐受，前者多与胃动力有关，后者多与使用方法不当有关；

三、观察上、中、下三个部位：上，即上消化道表现，如恶心、呕吐；中，即腹部，观察腹痛、腹胀、肠型、肠鸣音；下，即下消化道表现，如腹泻、便秘、大便次数、性质与形状；

四、特别重视四个问题，即误吸、反流、腹胀、腹泻；

五、注意五个度：输注速度、液体温度、液体浓度、耐受程度（总量）及坡度（患者体位，30° ~ 45°）。

（来源：《营养不良的五阶梯治疗》）

4. 第四阶梯：部分肠内营养（PEN）+ 部分肠外营养（PPN）

当 TEN 无法满足患者的目标需求量时，可选择 PEN+PPN。但应以肠内营养为主，肠外营养在肠内营养基础上进行补充。这两者之间的比例并没有一个规定值，应根据患者的肠道耐受情况，若患者肠内营养耐受度高，则肠外营养补充即少，反之则多。

5. 第五阶段：完全肠外营养（TPN）

当患者的肠道功能完全损坏，无法经肠道摄入营养时，完全肠外营养可能是患者唯一的营养来源。但完全肠外营养是一种强制性营养支持手段，患者无法体验饱腹感和饥饿感，因此机体无法调节能量摄入量，可能导致相关并发症较多，所以密切监测患者的各项生理指标非常关键。

如果患者在经营养教育联合口服营养补充，仍不能满足目标需要量，需要进一步评价消化道功能障碍的原因，比如严重的抗肿瘤治疗相关的消化道黏膜炎，或者仅是由于上消化道梗阻而导致的摄入不足。那么前者需要尝试改善消化道功能的治疗，联合口服营养补充，若仍不能达到目标摄入量时，给予补充性肠外营养。后者建议尽早置入胃或空肠营养管行管饲营养，可行胃镜引导下经鼻胃、空肠营养管置入，或经皮胃、空肠营养管置入。有研究表明管饲营养较口服营养素补充能够提供更高的营养素摄入量，改善由于消化道梗阻所导致的摄入量降低，从而改善患者预后。如果患者不同意实施置管，建议补充肠外营养或全肠外营养支持。

第十一节
营养监测方法

营养支持监测是对患者营养状况和干预效果的检测手段，通常使用膳食调查、人体测量、实验室检查以及临床检查结果进行评估。在营养治疗的过程中，应定期且持续性地观察和评测营养干预效果，根据患者营养状况的改变，及时调整并优化营养治疗方案，提高营养干预的安全性和治疗效果，降低营养治疗相关并发症的发生率。营养治疗的监测内容大致可分为常规监测和特殊监测。

一、常规监测

1. 体重监测　患者的体重可较为敏感地反映其营养状况的改变，进而直接影响下一步营养治疗的方向。因此，密切监测患者的体重非常重要。为避免误差，我们建议体重监测期间，患者应使用同一台体重秤。最好是清晨、空腹、排空大小便，并穿着同样的衣服进行称量。

2. **体格检测** 除体重之外，患者体成分的改变可更加具体全面地反映其营养状况，且能评估出患者的身体功能状态。患者肌肉和脂肪含量的变化是关注的重点。检测内容包括眼眶脂肪厚度、肱三头肌皮褶厚度、下肋脂肪厚度、腹部皮下脂肪厚度、腓肠肌状况以及上臂肌围等。

3. **体能评估** 临床实践中最常用的两个体能评估指标是握力和日常步速。其中握力测试不仅可以测试前臂和手部肌肉的力量，也可灵敏地反映患者全身肌群与肌肉总体力量，是患者身体功能检测的一个敏感指标，也是预测不良结局，如死亡率、外科术后并发症、残疾、住院天数等的重要指标。

4. **临床症状** 在了解患者的既往史和用药史的前提下，跟踪患者在营养治疗过程中出现的任何症状，包括是否出现发热、水肿、腹水、维生素缺乏相关症状、常量和微量元素缺乏相关症状、皮肤毛发改变等。根据症状，找到病因，及时调整营养治疗方案。除此之外，尤其要注意患者的消化道症状的变化，比如腹胀、腹泻、恶心、呕吐、排便频率、粪便颜色状态、是否出现梗阻等。这些症状直接影响患者的营养状况，可能干扰营养治疗进程，因此需要及时发现，及时干预，提高营养治疗的安全性和有效性。

5. **实验室检查** 实验室检查是营养监测最常规的手段，可直接反应患者的耐受情况、并发症情况、营养改善情况等。监测内容一般包括血常规、电解质、凝血酶原时间、肝功能、肾功能（如尿素氮、尿渗透压）、动脉血气分析、炎症参数［白细胞介素 1（IL-1）、白细胞介素 6（IL-6）、肿瘤坏死因子（TNF）、C 反应蛋白等］、营养状况相关检查（如血清白蛋白、血清前白蛋白、转铁蛋白、视黄醇结合蛋白、游离脂肪酸等）。当营养治疗刚开始时，应每天多次监测血糖以及电解质，若出现异常，应及时更换调整营养治疗方案，直至指标平稳。当进入病情稳定阶段时，根据实际情况，每周可测定 1~2 次血常规、凝血酶原时间、肝功能、肾功能、营养指标（如血清白蛋白）等。接受肠外营养含脂肪乳剂的患者，应每周监测一次甘油三酯以及脂肪廓清实验，预防脂肪超载综合征。

6. **体液平衡** 监测患者 24 小时液体出入量非常重要，可帮助动态掌握病情，为随时调整营养治疗方案提供依据。体液平衡需通过记录液体出入量来体现，具体内容如下：液体摄入量（静脉液体输入量、管饲喂养液体量、膳食含水量、饮水量）；液体排出量（24 小时排尿量、呕吐量、大便排出量、咯血量、痰量、胃肠减压量、腹腔抽出液体量、消化道瘘丢失量、引流液量、伤口渗出量、皮肤蒸发量），带呼吸机的患者，还应考虑呼吸道水分丢失量和呼吸机加湿补充水量。其中皮肤蒸发和呼吸蒸发量被称为非显性失水，一般正常人每日可蒸发约850ml水分，但病患可能要比此值要高，所以为了精确计算体液平衡，非显性失水也应考虑在内。

二、特殊监测

1. **人体成分检测** 人体成分可直接反应患者的肌肉、脂肪、细胞外体液等人体成分，是评价患者营养状况的重要指标。人体成分分析方法有很多，比如利用生物电阻抗分析（bioelectrical impedance analysis，BIA），利用稳定同位素法测定或利用更精确的影像学检测，包括超声成像法（ultrasound）、磁共振成像（magnetic resonance imaging，MRI）、计算机断层扫描（computerized tomography，CT）、双能X线吸收法（dual-energy X-ray absorptiometry，DEXA）、正电子发射显像（positron emission tomography，PET）、定量计算机断层扫描（quantitative computed tomography imaging，QCT）、定量磁共振（quantitative magnetic resonance，QMR）等。营养不良患者经常出现骨骼肌减少、骨密度降低、脂肪含量下降等，尤其肌肉含量降低不仅影响患者的营养状况，也危及患者的身体活动能力和生活质量，因此人体成分分析非常重要，可发现肥胖或超重患者隐性营养不良的可能。但是由于精密的人体成分检测操作较为繁琐、耗时耗力，评判标准尚未明确，设备昂贵，在临床实际应用中受限。

2. **肌酐—身高指数** 肌酐是全身肌肉的分解产物，机体正常情况下每天的排出量处于恒定状态。当患者出现营养不良时，体内蛋白处于消耗状态，骨骼肌含量降低，肌酐生成量减少，导致肌酐—身高指数（creatinine height index，CHI）随之下降。具体计算方法如下：用24小时尿中肌酐实际排出量除以身高相应标准体型的理想肌酐排出量，结果用百分数表示。诊断标准：CHI > 90% 正常，CHI 处于 80%~90% 轻度营养缺乏，CHI 处于 60%~80% 中度营养缺乏，CHI < 60% 为严重营养缺乏。

3. **氮平衡** 氮平衡指人体氮摄入量和排出量达到平衡状态，即氮摄入量等于排出量。蛋白质是人体最主要的氮源。一般营养状况良好的成年人体内的蛋白质合成和分解处于动态平衡状态，即处于氮平衡状态。婴幼儿、儿童、孕妇因生长发育的需求，氮摄入量高于排出量；严重创伤如大面积烧伤、慢性消耗性疾病如恶性肿瘤以及营养不良患者均处于负氮平衡。因此患者氮平衡是否被纠正，或持续恶化，都是判断患者营养支持手段是否有效或需要改善配方的重要依据。

4. 能量代谢测定 能量代谢是营养治疗过程中非常重要的监测指标。尤其对于肿瘤患者，其代谢水平常出现异常，能量代谢的测定是确定宏量营养素（脂肪、碳水化合物、蛋白质）的需要量以及比例的前提，是营养治疗个体精准化的基础。能量代谢的测量方法分为直接测热法和间接测热法。直接测热法虽然准确，但是操作繁琐、耗时、成本高，多用于试验研究中。临床上常使用间接测热法（代谢车）来测定患者的能量消耗。

第十二节
肿瘤患者营养误区有哪些

目前，社交媒体、网络平台上关于恶性肿瘤患者饮食营养的信息真真假假，虚实难辨。很多文章为了博人眼球夸大某种抗癌食物的功效，或者编撰错误的营养膳食资讯，误导癌症患者，导致一些患者听信谣言，耽误病情。除此之外，患者接受专业规范的膳食指导和营养教育的机会很少，临床医务工作者也不够重视患者的饮食营养状态，导致患者没有可靠的营养信息来源，长此以往，肿瘤患者对膳食营养的误区越来越多，偏离科学饮食越来越远。

为了更好地了解患者对营养饮食的认知情况，进行一系列的调查问卷。研究结果显示，95.2% 的患者认为科学饮食非常重要，即使绝大部分患者认为营养膳食极其重要，但仍有 70.7% 的恶性肿瘤患者对患病后能吃什么、不能吃什么存在疑虑，82% 的患者发现获取的饮食信息存在矛盾，甚至还有19.6% 的患者更愿意相信网络媒体传播的信息，而不愿意听取专业的医师或营养师的意见。由此看来，及时纠正患者的饮食误区，解答患者的饮食疑惑，帮助患者正确认识膳食营养的重要性，势在必行。

1. 肿瘤患者该不该忌口
患者盲目忌口，易导致饮食不平衡、饮食摄入不足以及营养不充分，进而引发体重下降、肌肉萎缩，使得身体更加衰弱，免疫力严重下降，可能因此干扰抗肿瘤治疗，延误病情。

2. 喝汤最有营养

这是错误的观点。汤的营养只有原料的 1% ~ 10%，且多为脂肪及一些维生素和矿物质等，大部分营养（特别是蛋白质）都留在肉渣里，要想多补充营养，应将汤和渣一起食用。

3. 担心营养促进肿瘤生长，希望饿死肿瘤

这是错误的观点。很多肿瘤患者都担心吃得营养丰盛会促进肿瘤细胞生长，因此不敢多吃，有的人甚至采用极端的节食方式想要饿死癌细胞。目前并没有任何证据表明营养支持会促进肿瘤生长。不仅如此，患者节食或少食还会恶化营养状况，使机体处于分解代谢状态，肿瘤会掠夺正常细胞的营养，甚至分解人体肌肉组织中的蛋白质。

4. 低蛋白血症的患者认为输血清白蛋白更有效

这是错误的观点。美国《白蛋白临床应用指南》对于白蛋白应用有严格的适应证，仅用于血清白蛋白水平极低（小于 15g/L）的危重患者。临床研究证明，白蛋白无助于改善营养不良，也不能提高机体免疫力。

5. 盲目服用偏方、保健品

这是常见误区。偏方、保健品因成分复杂且不明确，有些还含有激素，其疗效不确定，甚至有可能影响治疗药物发挥正常效果。中医药保健品也不可避免地具有一定的毒副作用，比如肝功能损害等。因此，患者需要在正规医院医生的指导下才可使用此类保健品，切忌盲目自行服用。

6. 牛奶中有很多激素，肿瘤患者要避免

这是错误观点。牛奶中含有少量雌激素及胰岛素样生长因子 -1（IGF-1）等物质，但是这些物质不但在人体内天然存在，在其他食物中还可能含量更多，与不同个体之间这些物质水平的自然差异相比，牛奶的影响是微不足道的，对此无须担心。

7. 怎样用油更合理

要多种成分的油脂搭配食用。富含 ω-3 脂肪酸的深海鱼及鱼油有益于肿瘤患者，可以调节一些肿瘤患者潜在的代谢异常和减轻炎症反应，还有证据认为可减轻放化疗副反应。

8. 碱性食物能起到抗癌作用

这是错误的观点。人体血液 pH 是 7.35 ~ 7.45，且有强大的缓冲调节系

统，无论吃酸性或碱性食物，到了胃里经强酸性的胃酸混合都变成了酸性，到了肠道经碱性的肠液中和，又成了碱性，经消化吸收以及人体强大的酸碱度调节功能，正常状态下精确保持在 pH7.35 ~ 7.45。因此，患者需要均衡膳食，不能片面追求所谓的碱性体质。

9. 泡菜、酸菜能吃吗

可以吃。当年腌好的酸菜可以提高食欲，每周可吃 1 ~ 2 次，每次少量。泡菜经过发酵后含有乳酸菌，对身体是有益的，但盐分较多，可以吃但不要过量食用。食物种类一定要多样化，新鲜的蔬菜为主。

10. 鸡鸭肉、海鲜是"发物"，促进肿瘤生长

这是错误的观点。这类食物含有丰富的优质蛋白质，肿瘤患者在治疗期间非常需要蛋白质促进细胞组织修复，所以可以吃，而且鼓励吃。

所谓"发物"是中国古代民间的一种说法，指能引起旧有疾病复发或新有疾病加重的食物，如有记载豆芽、韭菜、鹅肉、鸡肉、狗肉、牛肉、海鲜等属于发物。

临床营养学及西医没有"发物"的概念，这类动物食品富含蛋白质及其他宏量、微量营养素，对治疗期及早期康复期患者均非常有益。

11. 是否有最佳抗癌食物

没有。虽然有些食物有较高含量的天然抗癌成分，比如某些植物化学物，但却没有一种超级食品能保证预防或抗癌效果。如果过度强调多摄入某种抗癌食物，会在一定程度上影响食物摄入的多样性，从而减少其他必需营养素的摄入。

12. 肿瘤患者能吃多少糖（精制糖）

美国癌症研究所 2009 年发布的建议：应限制精制糖的摄入，女性每天摄入量不超过 25g，男性每天摄入量不超过 38g。

13. 在肿瘤治疗期间是否可以吃烧烤食物或油炸食物

不可以，包括康复期以及健康人群。烧烤和油炸烹调方法常导致超过200℃的高温，而高温会导致脂肪产生自由基，并形成苯并芘类、多环芳烃类致癌物，蛋白质可形成杂环胺类强致癌物，淀粉类食品则形成丙烯酰胺，均会导致癌症发生，比如炸薯片中就含有大量的丙烯酰胺。另外，烧烤、煎炸的食物不宜消化，会增加患者的胃肠道功能负担，对于接受抗肿瘤治疗患者的胃肠道是不利的影响因素。

14. 用植物油煮饭，是否会产生有害的反式脂肪酸

不会。要产生反式脂肪酸的话，油必须被加热到非常高的温度。尽管产生反式脂肪酸的可能性很小，然而在加热植物油的过程中，还是有可能加速氧化反应。因此，要避免将油加热到它们的"冒烟点"（它们开始冒烟的点）。

15. 患有乳腺癌，食用亚麻籽是安全的吗

是安全的。亚麻籽富含 α-亚麻酸以及植物木酚素，前者基本对所有肿瘤患者均有利，后者会被结肠内细菌加工成一种弱化雌激素的复合物。在一项研究中，研究者发现，亚麻籽和亚麻籽油不会干扰他莫昔芬的药效，反而会增强其在小鼠上的效果。最近的研究建议，亚麻类食物对于乳腺癌没有不良影响。动物研究表明，亚麻籽与黄豆的结合在降低乳腺癌的发病风险上比单独食用黄豆更有效。

16. 豆制品富含植物营养素，但在乳腺癌治疗和康复期间，它是否是安全的

是安全的。黄豆含有大豆异黄酮，该物质已被证明有很强的抗癌潜力。实际上，黄豆引起了肿瘤研究者注意的原因之一是北美乳腺癌和前列腺癌高发，而食用黄豆地区如日本和中国则发病率低。黄豆并没有有害的影响，实际上反而有益。

17. 多吃维生素保健品，对肿瘤治疗有帮助吗

在均衡膳食中，会摄入各种丰富的维生素及矿物质，不需要额外补充维生素。但如果肿瘤患者饮食量减少，或饮食不均衡，可以在营养师评估后补充维生素。如果依赖补充维生素，会使很多患者减少对天然食物的摄入，比如果蔬类食物，这样食物中其他营养成分就来源减少。

18. 什么是优质蛋白

简单来说就是结构和人体很接近、富含必需氨基酸、比较容易被人体吸收和利用的蛋白质，例如牛肉、羊肉、猪肉、鸡肉、蛋、牛奶、鸭肉、鹅肉、鱼类、海鲜类、豆腐等含有优质蛋白。

19. 迷信大补之物

这是常见误区。由于营养知识不足，肿瘤患者往往迷信"冬虫夏草""燕窝""人参""灵芝"等贵重补品。事实上，不要过分追求某一种食物的免疫功效，更不能本末倒置，过度依赖这些"大补之物"。均衡饮食，全面的营养补充才是整体提高免疫力的好办法。

20. 煮熟的蔬菜是否仍是有益的

生、熟蔬菜的区别及与肿瘤发生的风险已得以研究。这些研究发现，生、熟蔬菜均与低致癌风险相关，但是生的蔬菜与低致癌风险的关系要更强。在抗肿瘤治疗过程中，如果出现胃肠道反应，要食用熟的蔬菜。

····················· 第十三节 ·····················
食谱制定

一、食谱制定基本原则

含优质蛋白质

保证充足高蛋白食物，例如鸡肉、鱼肉、蛋类、大豆类制品；也可适量食用红肉如牛肉、猪肉、羊肉等。对于消化道损伤患者，建议把肉类制作软烂，易于消化。

蔬菜颜色多样

为获取充足的矿物质和维生素，蔬菜的摄入至关重要。蔬菜一般分为浅色蔬菜和深色蔬菜，相比之下深色蔬菜的营养价值更高。深色蔬菜一般分为深绿色、红色、橘红色、紫红色。深绿色蔬菜包括油麦菜、菠菜、西蓝花等；橘红色蔬菜有西红柿、胡萝卜、南瓜、红彩椒等；紫色蔬菜有紫苋菜、紫甘蓝、茄子等。这些蔬菜富含各种维生素和植物化学物，如β-胡萝卜素、维生素C、花青素等。因此建议每天蔬菜中至少一半为深色蔬菜，每天变化不同的颜色，获取均衡营养。

坚果加餐

对于营养不良的肿瘤患者，食用能量密度高的食物非常重要，这意味着患者可以吃少量的食物，即可获取相对较多的能量，而坚果富含有益油脂酸，能量密度很高，适合患者在加餐时少量食用。

配备多种油脂

家中炒菜用的食用油，包括大豆油、花生油、玉米油、橄榄油、菜籽油等，应交替食用。因为每种植物油中的有益成分均不同，比如橄榄油、茶油富含单不饱和脂肪酸，亚麻籽油富含α-亚麻酸，玉米油、葵花籽油则富含亚油酸，交替食用可丰富患者不同营养素的摄入量。

控制精制糖摄入量

精制糖就是指日常生活中常见的白糖、红糖、黑糖等。这类糖富含单糖和双糖，易转换为葡萄糖。而葡萄糖容易被肿瘤细胞摄取，成为主要供能物质，并且容易加重肿瘤患者的代谢紊乱，比如胰岛素抵抗。因此应限制患者精制糖的摄入量。对于那些富含精制糖的食物，如甜品、碳酸饮料等，肿瘤患者应尽量少吃。平时饮食中，也应尽量少添加白糖、红糖等调味品。但这并不意味着肿瘤患者应当全面限制碳水化合物的摄入量，碳水化合物的种类较多，除了单糖、双糖以外，寡糖、多糖、糖醇、膳食纤维均属于碳水化合物，这些物质对于肿瘤患者可能存在益处，不应当全部舍弃。并且碳水化合物可提供能量，降低癌细胞对体内蛋白质的损耗，适量的摄入必不可少。

二、匀浆膳制备

匀浆膳是非要素制剂的一种，营养成分来源与日常饮食相似，使用天然食物制成，患者及家属可自行准备。制作前，食物应剔除骨、刺，再利用高速匀浆设备，研磨搅拌食物至泥糊状。制剂中的膳食纤维含量较高，对便秘患者有益处。此类制剂适用于消化道功能正常，但经口进食障碍的患者。其缺点是制剂中的维生素和矿物质含量不明确，长期使用可能发生营养素缺乏的情况。并且其固体成分较多，容易沉积，造成导管堵塞。除此之外，制作过程以及保存条件均可能存在卫生安全隐患，应提高警惕。

三、混合奶制备

混合奶是另一种非要素制剂，使用乳制品、蛋类、糖类、油、盐等按照一定比例混合制成。一般包括普通混合奶以及高能量和高蛋白混合奶。此类配方缺点与匀浆膳相似，维生素和矿物质含量不全面，可能造成营养缺乏。此外，混合奶中动物蛋白含量较高，植物蛋白较低，单糖、双糖含量高，多糖含量低。患者在使用过程中可能出现腹胀、腹泻等消化道症状。

第二章

食谱

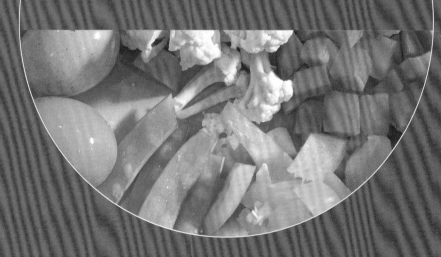

说明

1. 全部食材重量以鲜重（干）食物的可食部分计算。
2. 根据患者的咀嚼和消化能力决定食材的大小，消化能力越差，食材越软烂、细碎。

···········第一节···········

匀浆膳

适应人群｜适应于胃肠功能存在（或部分存在），但因存在咀嚼、吞咽或消化功能障碍等问题，不能经口摄食的患者。

制作方法｜ 1. 将料理机清洗干净。

2. 清洗干净所有食材，去除不可食用部分，如肉和海鲜类去骨、去刺、去壳；有核的蔬果去核；根茎和瓜果类蔬菜水果去皮、去蒂；叶菜类选嫩叶。

3. 主食可先做熟，如米做成稀饭；馒头去皮，切块；面条煮熟。其他所有食材煮熟并剁成小块。

4. 把所有食材，加150ml清水，一起倒入料理机中。启动机器，待全部食物搅拌成无颗粒糊状倒出，装在干净的锅里。

5. 用锅一边加热烧煮，一边搅拌至浓稠，并加入调料（盐、姜黄粉、蚝油和食用油等）。

6. 如果食物中含有较粗的颗粒，需过筛。

成品液体量｜ 650～750ml。

注意事项｜ 1. 所有烹饪用具必须清洁、干净。

2. 食物应先煮熟再捣碎，防止结块。

3. 所有食材应新鲜、干净，即做即用。如匀浆膳一次制作量过多，需要装入干净、无水、无油的容器中，并放在冰箱内保存。每次重新食用时，需要重新煮沸，方可食用。

4. 应根据患者病情选择合适的匀浆膳，并根据患者的耐受程度逐步调整食材。先从少量开始，并逐步增加，建议一日6～7餐，每次200～400ml。

1. 鸡肉虾仁匀浆膳

类型 匀浆膳。

食材 鸡胸肉40g、去线去壳虾仁30g、煮鸡蛋（1个）50g、全脂牛奶150ml、西蓝花100g、去皮胡萝卜50g、圆白菜100g、去皮土豆150g、去皮香蕉120g、盐1.5g、姜黄粉5g、橄榄油10g、清水150ml。

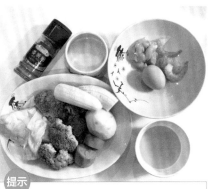

提示 肠胃不适患者不宜食用姜黄粉等辛辣刺激香料，海鲜过敏者谨慎食用。

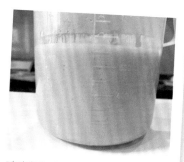

鸡肉虾仁匀浆膳包含：
蛋白质34g、碳水化合物74g、脂肪23g、热量634kcal。

2. 巴沙鱼豆腐匀浆膳

类型 匀浆膳。

食材 巴沙鱼50g、鲜豆腐100g、煮鸡蛋（1个）50g、全脂牛奶150ml、菠菜叶150g、去皮黄瓜100g、去皮梨150g、去皮山药50g、大米30g、盐1g、橄榄油10g、清水150ml。

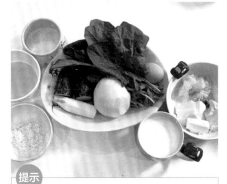

提示 海鲜过敏者谨慎食用。

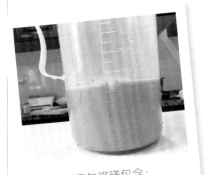

巴沙鱼豆腐匀浆膳包含：
蛋白质34g、碳水化合物69g、脂肪26g、热量644kcal。

3. 牛肉豆腐匀浆膳

类型 匀浆膳。

食材 牛里脊肉 50g、北豆腐 100g、煮鸡蛋（1 个）50g、舒化奶 150ml、小白菜叶 150g、杏鲍菇 50g、去皮冬瓜 50g、去皮去籽木瓜 150g、挂面 40g、盐 1.5g、亚麻籽油 10g、清水 150ml。

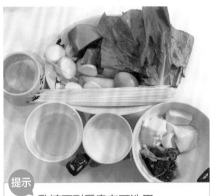

提示 乳糖不耐受患者可选用。

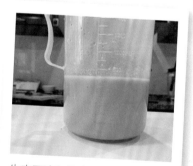

牛肉豆腐匀浆膳包含：
蛋白质 40g、碳水化合物 63g、脂肪 29g、热量 673kcal。

4. 猪肝豆腐匀浆膳

类型 匀浆膳。

食材 猪肝 50g、北豆腐 80g、乳清蛋白粉 15g、煮鸡蛋（1 个）50g、无糖豆浆 150ml、娃娃菜叶 150g、去籽青椒 50g、香菇（鲜）50g、去皮去核苹果 100g、去核红枣 10g、大米 35g、姜黄粉 5g、盐 1g、亚麻籽油 10g、清水 150ml。

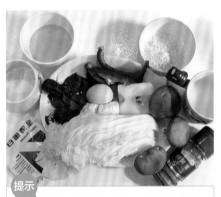

提示 肠胃不适患者不宜食用生姜粉等辛辣刺激香料。

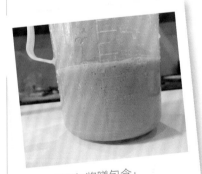

猪肝豆腐匀浆膳包含：
蛋白质 45g、碳水化合物 61g、脂肪 26g、热量 657kcal。

5. 鸡肉豆腐匀浆膳（低脂）

类型 匀浆膳。

食材 豆腐 100g、鸡胸肉 40g、乳清蛋白粉 15g、蛋清 30g、脱脂牛奶 150ml、菜花 100g、白菜叶 100g、去皮胡萝卜 50g、去皮去核苹果 100g、鸡蛋面 60g、盐 1g、清水 150ml。

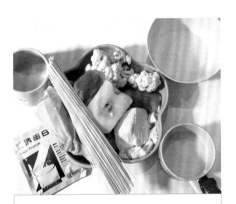

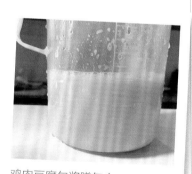

鸡肉豆腐匀浆膳包含：

蛋白质 47g、碳水化合物 80g、脂肪 9g、热量 589kcal。

6. 巴沙鱼牛肉匀浆膳

类型 匀浆膳。

食材 巴沙鱼 50g、牛里脊肉 30g、煮鸡蛋（1个）50g、无糖豆浆 150ml、油菜叶 100g、去皮冬瓜 100g、去皮去核苹果 100g、去皮去瓤南瓜 50g、大米 25g、盐 1g、橄榄油 10g、清水 150ml。

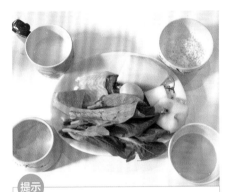

提示 海鲜过敏者谨慎食用。

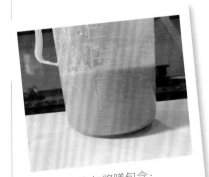

巴沙鱼牛肉匀浆膳包含：

蛋白质 31g、碳水化合物 49g、脂肪 18g、热量 482kcal。

7. 猪肉巴沙鱼匀浆膳（低渣）

类型 匀浆膳。

食材 猪里脊肉 50g、巴沙鱼 50g、乳清蛋白粉 15g、煮鸡蛋（1 个）50g、无糖豆浆 150ml、大白菜叶 100g、去皮黄瓜 50g、去皮胡萝卜 50g、去皮馒头 100g、盐 1.5g、肉桂粉 5g、橄榄油 10g、清水 150ml。

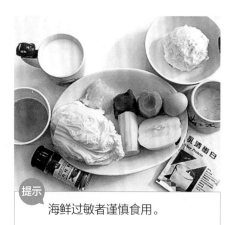

提示 海鲜过敏者谨慎食用。

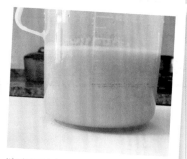

猪肉巴沙鱼匀浆膳包含：
蛋白质 53g、碳水化合物 60g、脂肪 23g、热量 659kcal。

8. 蛋奶素匀浆膳（高膳食纤维）

类型 匀浆膳。

食材 北豆腐 100g、乳清蛋白粉 15g、煮鸡蛋（1 个）50g、水芹菜叶 50g、圆白菜 150g、香菇（鲜）50g、去皮去核牛油果 50g、去皮去核苹果 100g、大米 30g、盐 1g、橄榄油 10g、清水 150ml。

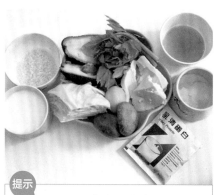

提示 肠胃不适患者不宜食用生姜粉等辛辣刺激香料。

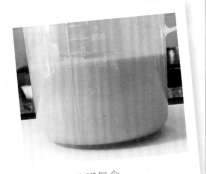

蛋奶素匀浆膳包含：
蛋白质 36g、碳水化合物 57g、脂肪 31g、热量 652kcal。

第二节
汤面

9. 鸡毛菜海鲜面疙瘩

400g，45 分钟

类型 半流食。

食材 面粉 30g、去皮番茄 100g、鸡毛菜 100g、香菇（鲜）50g、泡发木耳 30g、巴沙鱼 30g、无盐虾米 10g、鸡蛋（2 个）100g；调料：橄榄油 5g、盐 1g、姜片 5g。

做法

（1）和面成面糊；番茄洗净，在皮上划两道，倒入 80℃沸水浸泡 2～3 分钟，撕掉外皮，切丁；鸡毛菜洗净，切碎；香菇洗净，切丁；泡发木耳切丝；巴沙鱼切片；蛋液打散。

（2）不粘锅锅底刷油，中火加热，倒入番茄翻炒出汁，再倒入姜片、香菇丁、木耳丝和巴沙鱼片翻炒 3 分钟。倒入清水煮沸，下面糊，迅速搅拌。等面疙瘩形成后倒入蛋液，迅速打散，再放入鸡毛菜和虾米，煮 3 分钟。放盐，即可食用。

营养分析 番茄富含番茄红素，鸡毛菜补充维生素 C。番茄红素和维生素 C 具有抗氧化效果。对于肿瘤患者来说，富含抗氧化剂的食物能够修复因抗肿瘤治疗导致的皮肤黏膜受损，并且减轻治疗副作用，增强治疗效果。

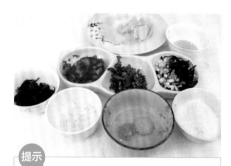

提示

本食谱脂肪含量较高，肝胆胰术后患者需要在医生密切指导下应用。口腔、喉咙有疼痛感及溃疡的患者，应避免使用番茄。对海鲜过敏患者不宜食用。根据患者消化能力决定面疙瘩大小，消化能力较差患者，面疙瘩做成絮状。

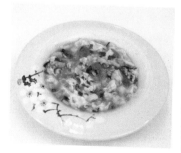

鸡毛菜海鲜面疙瘩包含：

蛋白质 31g、碳水化合物 35g、脂肪 14g、热量 390kcal。

10. 木耳猪肝蛋花面

290g，60分钟

类型 普食。

食材 荞麦挂面50g、猪肝30g、牛里脊肉30g、去籽彩椒丝100g、泡发木耳30g、鸡蛋（1个）50g；调料：橄榄油5g、姜片5g、盐1g。

做法

（1）猪肝洗净，用清水浸泡30分钟，切丝；泡发木耳切丝；牛里脊肉切丝；彩椒洗净，去籽，切丝；鸡蛋打散。

（2）不粘锅锅底刷油，中火加热。放入牛里脊肉、猪肝和姜片翻炒3分钟，再倒入彩椒丝和木耳丝翻炒5分钟。放盐，装碗备用。

（3）把水烧开，煮面10～15分钟，迅速打入蛋液并搅拌，捞面条。倒入炒好的木耳肉丝，即可食用。

营养分析 32%～60%的肿瘤患者存在铁缺乏导致的贫血，需要补充铁以及和造血相关的营养素，比如叶酸及维生素B_{12}。猪肝富含维生素B_{12}和血红素铁，能有效地预防和控制贫血发生。同时在菜谱里添加了彩椒，富含维生素C，有助于铁的吸收，增强补血效果。

提示

本食谱脂肪含量较高，肝胆胰术后患者需要在医生密切指导下应用。猪肝的维生素A含量丰富，有助于改善放化疗导致的皮肤黏膜损伤，建议每周食用50～75g。

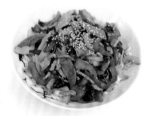

木耳猪肝蛋花面包含：
蛋白质31g、碳水化合物58g、脂肪16g、热量420kcal。

11. 奶香羊肉意面 240g，30 分钟

类型 半流食。

食材 羊肉 50g、花菜 50g、意大利面 40g、全脂牛奶 200ml；调料：盐 1g。

做法

（1）花菜洗净，切碎；除了面条外的全部食材煮熟；放入料理机，倒入牛奶和盐，充分搅拌。

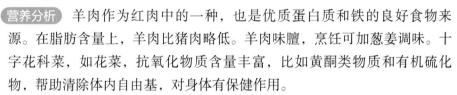

（2）把水烧开，倒入意面，大火煮 10 分钟，捞出意大利面。把搅拌好的食物放在煮熟的面条上，即可食用。

营养分析 羊肉作为红肉中的一种，也是优质蛋白质和铁的良好食物来源。在脂肪含量上，羊肉比猪肉略低。羊肉味膻，烹饪可加葱姜调味。十字花科菜，如花菜，抗氧化物质含量丰富，比如黄酮类物质和有机硫化物，帮助清除体内自由基，对身体有保健作用。

提示

　　本食谱脂肪含量偏高，肝胆胰术后患者需要在医生密切指导下应用。乳糖不耐受患者，可以用舒化奶代替。对羊肉过敏患者不宜食用。

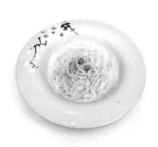

奶香羊肉意面包含：

蛋白质 22g、碳水化合物 30g、脂肪 13g、热量 325kcal。

12. 鲜虾挂面汤

180g，45 分钟

类型 半流食。

食材 荞麦挂面 40g、去壳去线虾仁 50g、豆腐丝 30g、圆白菜丝 20g、水发木耳 20g、香菇（干）20g、无盐虾皮 10g；调料：盐 1g。

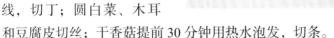

做法

（1）虾仁洗净去虾线，切丁；圆白菜、木耳和豆腐皮切丝；干香菇提前 30 分钟用热水泡发，切条。

（2）倒入清水煮沸。放入面条、虾仁、豆腐丝、木耳、干香菇和虾皮，中火煮 5 分钟。放圆白菜丝煮 2 分钟。放盐，即可食用。

营养分析 虾仁和豆腐丝能提供优质蛋白，并且饱和脂肪含量较低。这道菜品还有较高的蛋白质、锌以及维生素 C，可帮助患者加速伤口愈合。豆腐皮和其他豆制品一样，十分容易腐败，因此买来要立刻冷藏，每次吃需要完全加热。

提示
　　这道菜品膳食纤维含量较高，胃部、肠道肿瘤患者少食；若患者有明显腹泻、腹胀、早饱等消化道症状，不建议食用。对海鲜过敏患者不宜食用。

鲜虾挂面汤包含：
蛋白质 19g、碳水化合物 47g、脂肪 4g、热量 304kcal。

13. 日式柴鱼乌冬面

310g，30 分钟

类型 软食。

食材 海带 20g、木鱼花 20g、肥牛片 50g、去壳去线虾仁 40g、小白菜叶 50g、杏鲍菇 30g、鲜乌冬面 100g；调料：盐 1g、姜片 5g、葱花 5g。

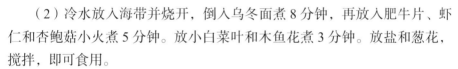

做法

（1）海带冲洗干净，切段；虾仁洗净，去壳去线，剁碎；小白菜叶洗净，切段；杏鲍菇洗净，切丁。

（2）冷水放入海带并烧开，倒入乌冬面煮 8 分钟，再放入肥牛片、虾仁和杏鲍菇小火煮 5 分钟。放小白菜叶和木鱼花煮 3 分钟。放盐和葱花，搅拌，即可食用。

营养分析 这一道乌冬面含有海产品、牛肉、绿叶蔬菜、菌菇和主食，营养全面又均衡。较于其他传统主食，乌冬面的热量较低，升糖指数适中。乌冬面的口感介于传统面条和米粉之间，口感偏软，加上木鱼花和海带调制的高汤，让本道柴鱼乌冬面鲜美可口。不过汤汁中嘌呤和钠含量过高，适量饮汤。

提示 腹泻和术后恢复初期患者需要在医生密切指导下应用。对海鲜过敏患者不宜食用。

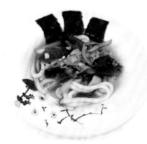

日式柴鱼乌冬面包含：
蛋白质 36g、碳水化合物 33g、脂肪 3g、热量 304kcal。

14. 鲈鱼菠菜豆腐鸡蛋面　　　　　200g，30 分钟

类型 半流食。

食材 去皮鲈鱼鱼腩 50g、豆腐 50g、菠菜叶 50g、鸡蛋面 35g；调料：盐 1g、菜籽油 5g。

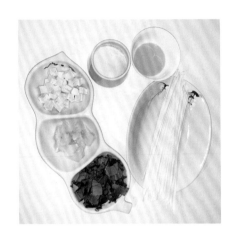

做法

（1）豆腐切块，沥干；鲈鱼洗净，去皮，切片；菠菜叶洗净，切碎。

（2）不粘锅锅底刷油，倒入豆腐翻炒 3 分钟，加水，煮沸。倒入鲈鱼和鸡蛋面煮 15 分钟，放入菠菜叶，再煮 3 分钟。放盐，即可食用。

营养分析 大豆在制成豆腐后，蛋白质的吸收率和利用率能被提高，有助于吸收。鲈鱼蛋白质和大豆蛋白是优质蛋白质，富含人体所必需的 8 种氨基酸，对于患者体力改善、提升睡眠质量和免疫力都有促进作用，可帮助患者加速康复。菠菜是深色绿叶蔬菜，胡萝卜素、维生素 C 和叶酸含量较高，富含抗氧化营养素。

提示
对海鲜过敏患者不宜食用。

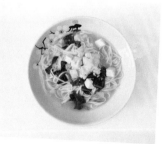

鲈鱼菠菜豆腐鸡蛋面包含：
蛋白质 22g、碳水化合物 40g、脂肪 9g、热量 332kcal。

15. 虾滑菌汤面

265g，30 分钟

类型 软食。

食材 去壳去线虾仁 50g、香菇（鲜）25g、蟹味菇 25g、去皮番茄 100g、蛋液 15g、挂面 50g；调料：盐 1g。

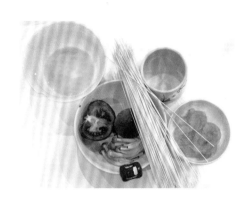

做法

（1）蟹味菇和香菇洗净，切丁；番茄洗净，去皮，切丁；虾仁洗净，去壳去线，剁碎；鸡蛋打散。

（2）虾泥和蛋液混合，搅拌至黏稠。

（3）大火把水煮沸，倒入番茄和菌菇，煮 5 分钟；再倒入面条和虾滑，煮 8 分钟，即可食用。

营养分析 用酸甜的番茄制作面汤会增强整个面的风味，既能掩盖海鲜的腥味，又能促进患者食欲。菌菇普遍植物蛋白质含量高，并且含有多糖，能够促进免疫力提升。虾仁中含有锌，有助于伤口愈合。这道食谱适合食欲缺乏的放化疗患者。

提示

口腔或喉咙有疼痛感及溃疡的患者，避免使用番茄。对海鲜过敏患者不宜食用。

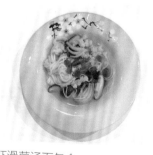

虾滑菌汤面包含：

蛋白质 15g、碳水化合物 43g、脂肪 2g、热量 255kcal。

16. 鱼片菌菇蛋花面　　280g，15分钟

类型 软食。

食材 去皮去刺巴沙鱼50g、香菇（鲜）30g、油菜叶100g、鸡蛋（1个）50g、鸡蛋面50g；调料：低盐蚝油5g、醋5g。

做法

（1）香菇洗净，切丝；油菜叶洗净，切碎；鸡蛋打散；巴沙鱼切片。

（2）把水煮沸，倒入鱼片和香菇煮3分钟。倒入面条和油菜，煮5分钟。打入蛋花。

（3）放醋和蚝油调味，即可食用。

营养分析 海鲜的营养构成较为理想，含高不饱和脂肪酸和优质蛋白质，具有抗炎、提升食欲和免疫力的功能。用醋来改善食物的口感，增强咸味，同时能促进食欲，是更健康的烹饪方式。

提示 对海鲜过敏患者不宜食用。蚝油仅在食欲差时，作为丰富食材口味采用。

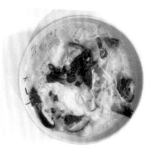

鱼片菌菇蛋花面包含：
蛋白质22g、碳水化合物48g、脂肪7g、热量343kcal。

17. 番茄鸡胸肉丸荞麦面　　280g，15分钟

类型　软食。

食材　去皮番茄 150g、鸡胸肉 50g、去皮白洋葱 20g、荞麦面（鲜）60g、蛋清少许；调料：橄榄油 5g、盐 1g、番茄酱 5g。

做法

（1）番茄洗净，去皮，切丁；鸡胸肉剁碎；白洋葱去皮，切丁。

（2）加蛋清，将鸡胸肉捏成丸子。

（3）冷锅放油，倒入番茄丁和洋葱丁翻炒至出汁；放入肉丸和番茄酱，翻炒 5 分钟。加水，煮沸，倒入荞麦面，煮 5 分钟。放盐，即可食用。

营养分析　相较于小麦面粉，荞麦面更适合高血糖患者食用。因为荞麦粉的膳食纤维和营养素保留得更完整，如维生素 B_1，可帮助维稳身体的代谢机能。肉丸是容易咀嚼和消化的食物形式，含高优质蛋白质，适合肿瘤患者食用。

提示

　　口腔或喉咙有疼痛感及溃疡的患者，避免使用番茄。

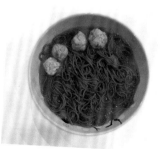

番茄鸡胸肉丸荞麦面包含：

蛋白质 19g、碳水化合物 66g、脂肪 9g、热量 420kcal。

18. 芝士鲈鱼鸡蛋面

165g，15分钟

类型 软食。

食材 鲈鱼鱼腩 50g、西蓝花 50g、低脂芝士 15g、鸡蛋面 50g；调料：鸡精 1.5g。

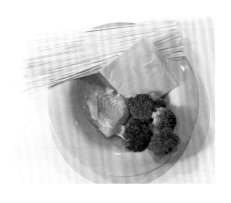

做法

（1）鲈鱼切薄片；西蓝花切碎。

（2）倒入少量水烧开，倒入鲈鱼和面条，煮 5 分钟；再倒入西蓝花和低脂芝士煮 3 分钟。放鸡精，即可食用。

营养分析 鲈鱼饱和脂肪酸含量低，富含优质蛋白质和 B 族维生素，尤其是维生素 B_{12}，对于改善贫血很有意义。同时鱼类是维生素 D 的食物来源。建议每天吃 40 ～ 75g 水产品。西蓝花是深色蔬菜，含有丰富的类胡萝卜素和维生素 C，且含有较高的维生素 E、维生素 K 和矿物质。

提示
对海鲜过敏患者不宜食用。

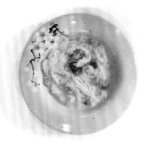

芝士鲈鱼鸡蛋面包含：

蛋白质 21g、碳水化合物 29g、脂肪 6g、热量 298kcal。

19. 枸杞猪肝面

235g，45分钟

类型 软食。

食材 鸡毛菜 100g、猪肝 50g、鸡蛋面 80g、枸杞 5g；调料：盐 1g。

做法

（1）猪肝洗净，用清水浸泡 30 分钟，切薄片；鸡毛菜洗净。

（2）把水烧开，放面条煮 5 分钟。倒入猪肝和枸杞，煮 3 分钟，撇去血水。放鸡毛菜，煮 2 分钟。放盐，即可食用。

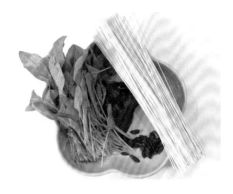

营养分析 猪肝的铁吸收率较高，对于改善缺铁性贫血具有一定作用。搭配着富含维生素 C 的鸡毛菜一起吃，能够促进铁的吸收。同时猪肝富含蛋白质，对于肿瘤患者营养价值较高。

提示

猪肝胆固醇含量较高，肝胆胰术后患者需要在医生密切指导下应用。猪肝的维生素 A 含量丰富，有助于改善放化疗导致的皮肤黏膜损伤，建议每周食用 50～75g。

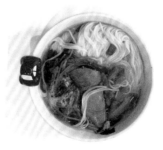

枸杞猪肝面包含：

蛋白质 11g、碳水化合物 65g、脂肪 3g、热量 342kcal。

20. 荷包蛋酸菜肉丝面

210g，15分钟

类型 软食。

食材 酸菜 10g、猪里脊肉 50g、圆白菜丝 50g、鸡蛋（1 个）50g、挂面 50g；调料：橄榄油 5g、姜丝 5g、盐 1g、醋 5g。

做法

（1）猪里脊肉洗净，切丝；圆白菜洗净，切丝。

（2）不粘锅锅底刷油，倒入肉丝、圆白菜丝和葱姜翻炒，加水。把水烧开，倒入酸菜和挂面，并打入一个鸡蛋，煮 5 分钟。撇去浮沫，加盐和醋，即可食用。

营养分析 患者在吃面条时，应该注意添加富含优质蛋白质的食材，比如肉和鸡蛋。这道食谱可改善面食的蛋白质和碳水化合物比例，不但适合咀嚼和消化功能衰退的患者，而且蛋白质含量较高，满足肿瘤患者的代谢需求。

提示 本食谱脂肪含量较高，肝胆胰术后患者需要在医生密切指导下应用。酸菜仅在食欲差时，作为丰富食材口味采用。

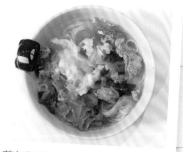

荷包蛋酸菜肉丝面包含：
蛋白质 23g、碳水化合物 42g、脂肪 14g、热量 387kcal。

21. 萝卜羊汤面

250g，45 分钟

类型 软食。

食材 羊肉 50g、去皮白萝卜 50g、蟹味菇 50g、去皮胡萝卜 50g、挂面 50g；调料：盐 1.5g、醋 5ml、姜片 5g。

做法

（1）羊肉洗净，切碎；白萝卜和胡萝卜洗净，去皮，切丁；蟹味菇洗净，切丁。

（2）清水煮沸，倒入挂面、萝卜和蟹味菇，煮 5 分钟。放入羊肉，煮 5 分钟。撇去浮沫，放盐和醋，即可食用。

营养分析 白萝卜含有维生素 C 和锌，有助于增强身体的免疫功能；羊肉中的优质蛋白质、维生素 B_1、维生素 B_2、维生素 B_6 以及铁和硒含量丰富。这道汤面既保证了羊肉肥而不腻的口感，而且加热时间短，又能够减少营养流失，适合肿瘤患者食用。

提示

本食谱脂肪含量偏高，肝胆胰术后患者需要在医生密切指导下应用。对羊肉过敏患者不宜食用。

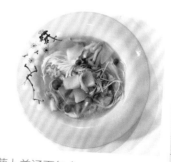

萝卜羊汤面包含：

蛋白质 18g、碳水化合物 46g、脂肪 8g、热量 321kcal。

22. 黄瓜鸡蛋揪面片汤 230g，15 分钟

类型 软食。

食材 去皮黄瓜 100g、鸡蛋（1 个）50g、香菇（鲜）30g、面粉 50g；调料：盐 1g、醋 5g、橄榄油 5g。

做法

（1）面粉和水混合，发酵 5 分钟。黄瓜洗净，去皮，切薄片；香菇切条；鸡蛋打散。

（2）面团切成 5 条。

（3）不粘锅锅底刷油，小火加热，倒入鸡蛋。待凝固后开始翻炒，倒入黄瓜片和香菇，翻炒 3 分钟。锅中加水，煮沸后，开始揪面片。全部面片下锅后，煮 5 分钟。即可食用。

营养分析 这道食谱制作简单，容易咀嚼和消化，适合食欲缺乏以及进食不佳的患者食用。黄瓜去皮后，膳食纤维含量低，适合胃肠术后饮食过渡期的患者食用。同时这道食谱颜色丰富，有助于提升患者的食欲。

提示
根据患者消化能力决定面疙瘩大小，消化能力较差患者，面片做成絮状。

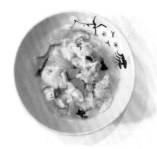

黄瓜鸡蛋揪面片汤包含：
蛋白质 15g、碳水化合物 43g、脂肪 11g、热量 327kcal。

23. 肉丸面

200g，15分钟

类型 软食。

食材 猪肉 50g、鸡蛋面 50g、鸡毛菜叶 100g；调料：盐 1g。

做法

（1）猪肉洗净，剁碎。鸡毛菜叶洗净。

（2）猪肉调料混合，加少许蛋清，顺时针搅拌均匀，做丸。

（3）把水烧开，倒入肉丸和面条煮 8 分钟。放鸡毛菜叶和盐，即可食用。

营养分析 鸡毛菜是一种营养价值较高的蔬菜，维生素 C 含量丰富，并且提供较多的胡萝卜素、叶酸、钾、维生素 B_2、镁和膳食纤维。同时鸡毛菜属于高钙蔬菜，但是钙的吸收率较低。

提示

消化功能较差时，将鸡毛菜切碎。

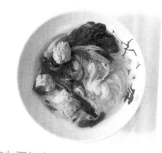

肉丸面包含：

蛋白质 26g、碳水化合物 41g、脂肪 10g、热量 358kcal。

第三节
粥/饭/米糊

24. 豆米营养粥

290g，90分钟

类型 浓流食。

食材 无糖豆浆 200ml、糯米 15g、大米 15g、去皮芋头 50g、枸杞 5g、葡萄干 5g、桂花 10g、冰糖 10g。

做法

（1）糯米和大米淘洗干净，用清水浸泡 30 分钟。芋头洗净，煮 30 分钟去皮。

（2）糯米、大米、枸杞、芋头和冰糖煮 30 分钟，倒入料理机。放豆浆、葡萄干，充分搅拌。倒在碗中，放上桂花点缀。即可食用。

营养分析 豆米营养粥清淡又营养丰富。用豆浆替代水能够提升这道食谱的营养。既不会强制改变患者的饮食习惯，又提升膳食的质量。糯米的支链淀粉较多，因此建议温热的时候食用，更容易消化。桂花香气柔和，味道可口，对于本道食谱是画龙点睛之笔。

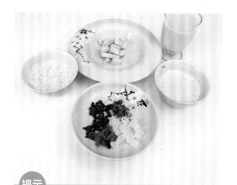

提示

糖尿病患者需要在医生密切指导下应用。冰糖仅在食欲差时，作为丰富食材口味采用。

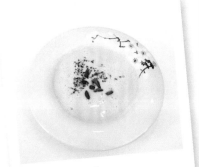

豆米营养粥包含：

蛋白质 10g、碳水化合物 46g、脂肪 4g、热量 254kcal。

25. 生滚鱼片粥

140g，60 分钟

类型 半流食。

食材 巴沙鱼 50g、冬菜 10g、荠菜叶 50g、大米 30g；调料：玉米淀粉 5g、姜丝 5g。

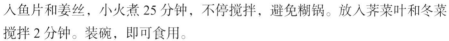

做法

（1）大米淘洗干净，用清水浸泡 30 分钟；巴沙鱼切片；姜切丝。

（2）在鱼片上倒淀粉，用手抓匀。冷水放入大米，大火煮沸，倒入鱼片和姜丝，小火煮 25 分钟，不停搅拌，避免糊锅。放入荠菜叶和冬菜搅拌 2 分钟。装碗，即可食用。

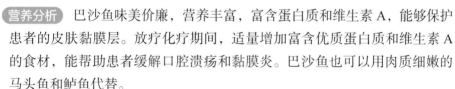

营养分析 巴沙鱼味美价廉，营养丰富，富含蛋白质和维生素 A，能够保护患者的皮肤黏膜层。放疗化疗期间，适量增加富含优质蛋白质和维生素 A 的食材，能帮助患者缓解口腔溃疡和黏膜炎。巴沙鱼也可以用肉质细嫩的马头鱼和鲈鱼代替。

提示
冬菜为腌制食品，仅在食欲差时，作为丰富食材口味采用。对海鲜过敏患者不宜食用。

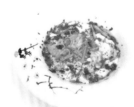

生滚鱼片粥包含：
蛋白质 12g、碳水化合物 31g、脂肪 1g、热量 181kcal。

26. 甘薯燕麦粥

220g，15分钟

类型 半流食。

食材 去皮红薯 50g、即食燕麦片 15g、葡萄干 5g、特殊医学配方食品（全营养）150ml。

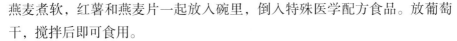

做法

（1）红薯洗净、削皮，切成 2cm 厚的方块。

（2）红薯加水，用微波炉加热 7 分钟，取出，捻成泥。

燕麦煮软，红薯和燕麦片一起放入碗里，倒入特殊医学配方食品。放葡萄干，搅拌后即可食用。

营养分析 燕麦和红薯富含膳食纤维，能够改善胃和胰脏消化酶分泌，增强肠胃蠕动，改善肠道环境。甘薯的必需氨基酸含量丰富，膳食纤维较高，有助于平稳血糖。用燕麦、甘薯混食，是健康的主食组合。特殊医学用途配方食品针对于营养摄入不足的患者，进行全面的营养补充。

提示

对于含高膳食纤维的食谱，胃部、肠道肿瘤患者少食；若患者有明显腹泻、腹胀、早饱等消化道症状，不建议食用。需要根据患者病情选择合适的特殊医学配方食品。

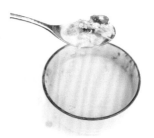

甘薯燕麦粥包含：

蛋白质 9g、碳水化合物 41g、脂肪 5g、热量 243kcal。

27. 百合绿豆薏米粥

70g，2 小时

类型 半流食。

食材 绿豆 10g、百合 10g、莲子 10g、薏米 10g、小米 20g、去核红枣 10g。

做法 所有食物用温水浸泡 1 小时。倒入锅中煮 45 分钟。即可食用。

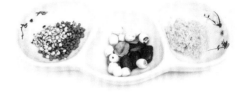

营养分析 杂粮粥的食材多样，是理想的主食选择。多种豆类和谷物组合，氨基酸可以互补，有助于吸收和利用蛋白质。同时富含膳食纤维、维生素、矿物质，还富含硒，增强免疫细胞的活性，加强患者的抵抗力，并能促进排便。做粥的时候不要放碱面，会破坏维生素 B 族。

提示
对于含高膳食纤维的食谱，胃部、肠道肿瘤患者少食；若患者有明显腹泻、腹胀、早饱等消化道症状，不建议食用。

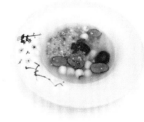

百合绿豆薏米粥包含：
蛋白质 7g、碳水化合物 42g、脂肪 1g、热量 209kcal。

28. 牛奶燕麦粥

230g，15 分钟

(类型) 半流食。

(食材) 全脂牛奶 200ml、即食燕麦片 20g、去核大枣 5g、葡萄干 5g。

(做法) 去核大枣、葡萄干浸泡 30 分钟，全脂牛奶煮沸后加入燕麦片和浸泡后的大枣、葡萄干再煮 5 分钟即可。

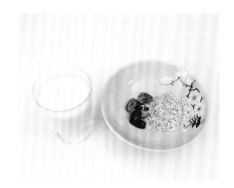

(营养分析) 燕麦中的的膳食纤维和抗性淀粉含量较高，富含 β- 葡聚糖，升糖指数较低，有助于免疫力提升。另外，燕麦的维生素和矿物质含量丰富，其中钙的含量明显高于其他常见主食，是高血糖患者更健康的主食选择。用牛奶做粥能够稀释乳糖，缓解部分患者的乳糖不耐受情况。

(提示) 对于含高膳食纤维的食谱，胃部、肠道肿瘤患者少食；若患者有明显腹泻、腹胀、早饱等消化道症状，不建议食用。本食谱可换成脱脂牛奶。乳糖不耐受患者，可以用舒化奶代替。

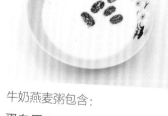

牛奶燕麦粥包含：
蛋白质 8g、碳水化合物 30g、脂肪 6g、热量 210kcal。

29. 补血小米粥

180g，75分钟

类型 半流食。

食材 小米 30g、猪肝 50g、奶白菜叶 50g、西蓝花 50g；调料：盐 1g、姜丝 10g、料酒 15ml。

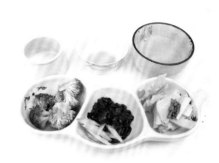

做法

（1）奶白菜和西蓝花洗净，切碎；猪肝用清水浸泡 30 分钟，洗净，切 0.5cm 厚的薄片；小米淘洗干净，用清水浸泡 30 分钟。

（2）将水烧开，放入料酒、姜丝煮沸。放入小米、猪肝，小火慢炖 30 分钟。再放入奶白菜和西蓝花煮 5 分钟。放盐，用料理机搅拌均匀，即可食用。

营养分析 正确改善贫血的方式应基于医生的诊断和治疗，并在饮食上增加补充富含血红素铁、维生素 B_{12} 和叶酸的食物，并且同时吃一些富含维生素 C 的蔬果，帮助铁的吸收和利用。猪肝中铁的含量高达 22.6mg/100g，吸收利用率较高，是理想的补血食材。西蓝花、奶白菜维生素 C 含量高，可促进铁吸收。并且猪肝的维生素 A 含量丰富，有助于改善放化疗导致的皮肤黏膜损伤。

提示 料酒仅在食欲差时，作为丰富食材口味采用。

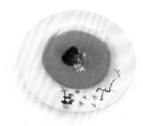

补血小米粥包含：
蛋白质 16g、碳水化合物 29g、脂肪 2g、热量 193kcal。

30. 肉末窝蛋小米粥　　　　　　　　185g，75分钟

（类型）半流食。

（食材）牛里脊肉 50g、鸡蛋（1 个）50g、小米 35g、西蓝花 50g；调料：盐 1g。

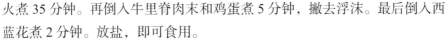

（做法）

（1）牛里脊肉洗净剁碎；小米淘洗干净，用清水浸泡 30 分钟；西蓝花洗净，切碎。

（2）把水烧开，倒入小米，小火煮 35 分钟。再倒入牛里脊肉末和鸡蛋煮 5 分钟，撇去浮沫。最后倒入西蓝花煮 2 分钟。放盐，即可食用。

（营养分析）患者进食困难时，需要在稀烂的米粥中加入高蛋白质的食材，如鸡蛋和牛里脊肉，以便增加患者的蛋白质摄入，尽可能满足患者的营养需求。蛋、奶和肉是优质蛋白的主要食物来源。西蓝花富含叶酸、维生素C 和胡萝卜素等多种抗氧化营养素，适合添加在患者的膳食中。

（提示）

　　本食谱脂肪含量偏高，肝胆胰术后患者需要在医生密切指导下应用。对于含高膳食纤维的食谱，胃部、肠道肿瘤患者少食；若患者有明显腹泻、腹胀、早饱等消化道症状，不建议食用。

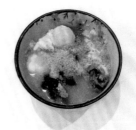

肉末窝蛋小米粥包含：

蛋白质 23g、碳水化合物 31g、脂肪 6g、热量 275kcal。

31. 芝士海鲜粥

165g，60分钟

类型 半流食。

食材 干贝10g、章鱼须30g、巴沙鱼30g、杏鲍菇50g、芝士15g、大米30g；调料：盐1g

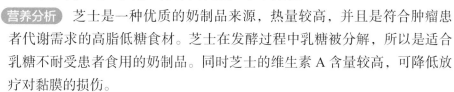

做法

（1）章鱼须洗净，切丁；杏鲍菇洗净，切丁；巴沙鱼洗净，切片。大米淘洗干净，并浸泡30分钟。

（2）把水烧开，倒入大米煮沸，转至小火煮20分钟。倒入所有食材，煮15分钟。

（3）倒入芝士，煮2分钟。放盐，即可食用。

营养分析 芝士是一种优质的奶制品来源，热量较高，并且是符合肿瘤患者代谢需求的高脂低糖食材。芝士在发酵过程中乳糖被分解，所以是适合乳糖不耐受患者食用的奶制品。同时芝士的维生素A含量较高，可降低放疗对黏膜的损伤。

提示
本食谱脂肪含量偏高，肝胆胰术后患者需要在医生密切指导下应用。对海鲜过敏患者不宜食用。

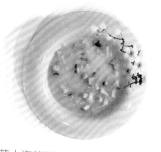

芝士海鲜粥包含：

蛋白质25g、碳水化合物29g、脂肪5g、热量261kcal。

99

32. 芝士蛋黄肉松粥 160g，60 分钟

类型 半流食。

食材 鸡蛋（2 个）100g、芝士 15g、肉松 10g、大米 35g。

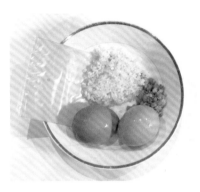

做法

（1）大米淘洗干净，并浸泡 30 分钟。鸡蛋敲开，取出蛋黄。

（2）把水烧开，倒入大米煮沸，转至小火煮 25 分钟。倒入蛋黄和芝士，搅拌均匀。撒肉松，即可食用。

营养分析 蛋黄的磷、钙和铁含量较高，同时富含脂溶性维生素和 B 族维生素，以及对患者有益的抗氧化营养素。鸡蛋的营养价值较高，建议患者每天食用 1 ~ 2 个鸡蛋。

提示
　　本食谱脂肪含量较高，肝胆胰术后患者需要在医生密切指导下应用。肉松仅在食欲差时，作为丰富食材口味采用。

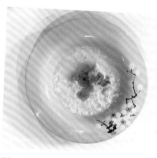

芝士蛋黄肉松粥包含：
蛋白质 22g、碳水化合物 35g、脂肪 13g、热量 349kcal。

33. 姜丝肉末粥

110g，60 分钟

类型 半流食。

食材 姜 10g、猪里脊肉 50g、小米 30g、大米 20g；调料：盐 1.5g。

做法

（1）猪里脊肉洗净，剁碎；姜洗净，切丝。小米和大米淘洗干净，并浸泡 30 分钟。

（2）把水烧开，倒入姜丝、大米和小米，煮 25 分钟。倒入肉末，煮 5 分钟。放盐，即可食用。

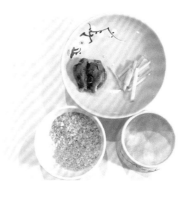

营养分析 用小米和大米混食，能够提高食谱的营养价值。小米的维生素和矿物质含量较高，尤其是铁、钾和维生素 B_1 含量远超于精制大米。姜是天然的止呕食材，同时姜中含的姜酚，理论上能提升免疫力。这道食谱容易咀嚼和消化，能为肿瘤患者补充热量、水分和营养素。

提示

肠胃不适患者不宜食用生姜等辛辣刺激香料。

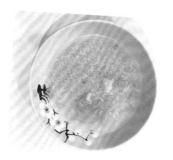

姜丝肉末粥包含：

蛋白质 15g、碳水化合物 30g、脂肪 5g、热量 226kcal。

34. 虾仁肉末粥　　　　125g，60分钟

类型　半流食。

食材　去线去壳虾仁 50g、牛里脊肉 30g、玉米糁 20g、大米 25g；调料：盐 1.5g。

做法

（1）虾仁去壳去线，牛里脊肉洗净，剁碎。大米淘洗干净，并浸泡 30 分钟。

（2）把水烧开，倒入玉米糁和大米，煮 25 分钟。倒入肉末和虾仁，煮 5 分钟。放盐，即可食用。

营养分析　玉米糁是含膳食纤维较高的主食。膳食纤维有缓解便秘、促进益生菌生长、保护肠道屏障以及调节血糖等作用。但过多食用可能造成胃肠道不适以及干扰某些矿物质的吸收，因此对于胃肠道功能正常的患者鼓励适量食用。虾仁和牛里脊富含蛋白质，适合肿瘤患者食用。

提示　　对于含高膳食纤维的食谱，胃部、肠道肿瘤患者少食；若患者有明显腹泻、腹胀、早饱等消化道症状，不建议食用。对海鲜过敏患者不宜食用。

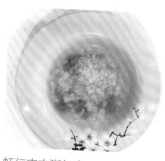

虾仁肉末粥包含：

蛋白质 15g、碳水化合物 36g、脂肪 1g、热量 173kcal。

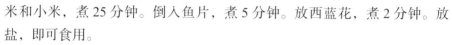

35. 巴沙鱼西蓝花粥 150g，60分钟

类型 半流食。

食材 巴沙鱼片 50g、西蓝花 50g、大米 30g、小米 20g；调料：盐 1g、姜 5g。

做法

（1）巴沙鱼洗净，切片；西蓝花洗净，切碎；姜洗净，切丝。小米和大米淘洗干净，并浸泡 30 分钟。

（2）把水烧开，倒入姜丝、大米和小米，煮 25 分钟。倒入鱼片，煮 5 分钟。放西蓝花，煮 2 分钟。放盐，即可食用。

营养分析 当肿瘤患者白蛋白水平低下时，预示存在营养不良。及时提前补充富含蛋白质食物，能有效预防身体消瘦和抵抗力低下等问题发生。鱼肉富含高质量蛋白质，是白蛋白的生成底物，适合肿瘤患者食用。

提示 对海鲜过敏患者不宜食用。

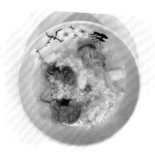

巴沙鱼西蓝花粥包含：
蛋白质 14g、碳水化合物 40g、脂肪 2g、热量 234kcal。

36. 鸡丝干贝小米粥（无盐）　　170g，60分钟

类型　半流食。

食材　鸡胸肉 50g、干贝 20g、大米 30g、小米 20g、姜 5g。

做法

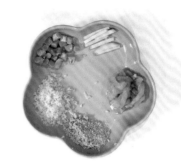

（1）鸡胸肉洗净，切丝；姜洗净，切丝。小米和大米淘洗干净，并浸泡 30 分钟。干贝浸泡 30 分钟。

（2）把水烧开，倒入姜丝、大米和小米，煮 25 分钟。倒入鸡丝和干贝，煮 5 分钟，即可食用。

营养分析　干贝的营养价值较高，蛋白质和矿物质含量丰富。干贝能够增强人体免疫力，提升巨噬细胞活性。但是因为干贝的谷氨酸钠含量高，因此需要适量食用。鸡胸肉是高蛋白质食物，适合肿瘤患者食用。

提示
对海鲜过敏患者不宜食用。

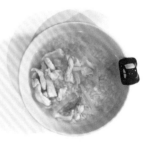

鸡丝干贝小米粥包含：
蛋白质 25g、碳水化合物 40g、脂肪 4g、热量 256kcal。

37. 黑豆南瓜米粥

150g，90 分钟

类型 半流食。

食材 黑豆 20g、去皮去瓤南瓜 100g、黑米 30g。

做法

（1）黑豆和黑米洗净，浸泡 30 分钟；南瓜洗净，去皮去瓤，切块。

（2）全部食材倒入锅里，煮 1 小时。即可食用。

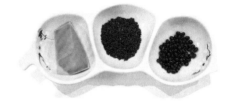

营养分析 黑米和黑豆是优质的主食选择，富含铁、膳食纤维和维生素 B_1。同时杂豆和谷物具有蛋白质互补作用，能够提升蛋白质的利用和吸收。这道食谱是主食，要避免和其他主食一同摄入，引起血糖大幅度波动。

提示 对于含高膳食纤维的食谱，胃部、肠道肿瘤患者少食；若患者有明显腹泻、腹胀、早饱等消化道症状，不建议食用。

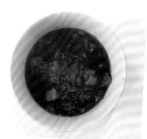

黑豆南瓜米粥包含：
蛋白质 11g、碳水化合物 34g、脂肪 4g、热量 216kcal。

38. 番茄鸡肉烩饭

315g，60 分钟

类型 软食。

食材 鸡胸肉 60g、去皮番茄 100g、杏鲍菇 30g、去籽彩椒 60g、去皮洋葱 15g、低脂奶酪 20g、大米 30g；调料：橄榄油 5g、盐 1g、番茄酱 15ml。

做法

（1）鸡胸肉洗净，切丁 2cm；洋葱去皮，切丁；彩椒洗净，去籽，切丝；杏鲍菇洗净，切丁；番茄洗净，在表皮划两刀，80℃左右热水浸泡 2～3 分钟，撕开外皮，切丁。大米用清水浸泡 30 分钟。

（2）不粘锅锅底刷油，中火加热，倒入洋葱翻炒至出香味，再放入鸡胸肉翻炒至发白。倒入杏鲍菇和番茄丁，翻炒出汁。放彩椒丝、番茄酱翻炒 3 分钟。出锅备用。

（3）在电饭煲里倒入大米、熟菜、奶酪和水，放盐，蒸 30 分钟。即可食用。

营养分析 烩饭有独特、诱人的香味。一层厚厚的可以拉丝的奶酪，浓香美味，感官上的刺激能激起患者的食欲。奶酪是钙和维生素 D 高度浓缩来源。奶酪和鸡胸肉是《恶性肿瘤患者膳食指导》中所推荐的高蛋白食物，并且富含多种矿物质，可帮助患者改善营养不良。

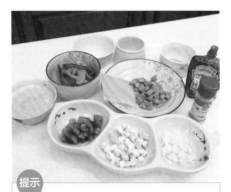

提示 本食谱脂肪含量偏高，肝胆胰术后患者需要在医生密切指导下应用。口腔或喉咙有疼痛感及溃疡的患者，避免使用番茄。

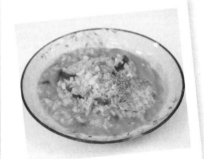

番茄鸡肉烩饭包含：

蛋白质 21g、碳水化合物 41g、脂肪 11g、热量 347kcal。

39. 芡实鸡茸糯米糊   115g，60分钟

类型 半流食。

食材 芡实 10g、去核红枣 20g、糯米 35g、鸡胸肉 50g；调料：亚麻籽油 5g、盐 1g、料酒 5ml。

做法

（1）芡实用温水浸泡 30 分钟；糯米淘洗干净后，用清水浸泡 30 分钟；鸡肉切条。

（2）芡实、红枣和糯米煮沸，放料酒和鸡肉，小火煮 30 分钟。

（3）在料理机里倒入烧好的粥，加盐和亚麻籽油，充分搅拌。即可食用。

营养分析 芡实是一种药食同源的食材。从中医学上讲，芡实能够提神强智，具有镇静的作用，可以缓解不安的情绪。从现代营养学上看，芡实的硒和锰含量丰富。硒具有增强免疫力、抑制和延缓肿瘤发生的作用。锰能够协助促进伤口愈合。糊状食物有助于消化，适合肠道功能较差的患者食用。

提示 糖尿病患者需要在医生密切指导下应用。料酒仅在食欲差时，作为丰富食材口味采用。

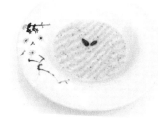

芡实鸡茸糯米糊包含：
蛋白质 13g、碳水化合物 43g、脂肪 8g、热量 296kcal。

40. 高蛋白紫薯米糊　　　　　　　　180g，15分钟

（类型）浓流食。

（食材）乳清蛋白粉 25g、去皮
紫薯 50g、熟米 100g、白砂糖
5g。

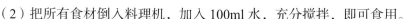

（做法）

（1）紫薯去皮，切块，放
入一个碗里，在碗中加入没过
紫薯的清水，用微波炉加热 7
分钟，捻成泥。

（2）把所有食材倒入料理机，加入 100ml 水，充分搅拌，即可食用。

（营养分析）紫薯是非常好的抗氧化食材，富含花青素和硒元素，可降低自
由基对机体的氧化损伤。在食物中添加浓郁香甜的乳清蛋白粉，不仅可以
增加蛋白质的摄入量，也可以提升食物的味道，同时还富含硒元素。这道
食谱建议用来做加餐或者替代部分主食。

（提示）对于含高膳食纤维的食谱，胃部、肠
道肿瘤患者少食；若患者有明显腹泻、腹
胀、早饱等消化道症状，不建议食用。白
砂糖仅在食欲差时，作为丰富食材口味
采用。

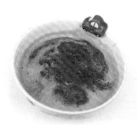

高蛋白紫薯米糊包含：

蛋白质 22g、碳水化合物 32g、
脂肪 2g、热量 234kcal。

41. 山药核桃枣糊

155g，60 分钟

类型 浓流食。

食材 去皮山药 100g、去核红枣 20g、核桃仁 15g、小米 20g。

做法

（1）小米用清水浸泡 30 分钟；山药去皮，切块；去核红枣切片；核桃敲碎。

（2）把水烧开，所有食材煮 30 分钟，再一起倒入料理机，搅拌均匀。即可食用。

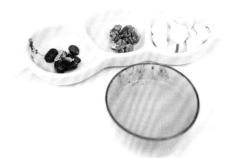

营养分析 有 11%～20% 的肿瘤患者存在吞咽困难，建议食用一些高能量密度的米糊，避免营养不良导致的身体虚弱，造成免疫力低下。米糊能够补充能量和水分。再搭配上富含维生素 E 的坚果，如核桃，则可帮助机体减少自由基，降低炎症反应。

提示
对于含高膳食纤维的食谱，胃部、肠道肿瘤患者少食；若患者有明显腹泻、腹胀、早饱等消化道症状，不建议食用。

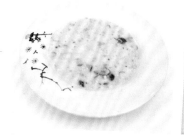

山药核桃枣糊包含：
蛋白质 6g、碳水化合物 36g、脂肪 10g、热量 257kcal。

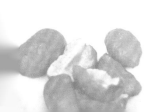

42. 奶酪蘑菇鸡肉糊　　175g，45 分钟

类型　半流食。

食材　香菇（鲜）50g、鸡胸肉 50g、去皮胡萝卜 20g、奶酪 20g、大米 35g；调料：盐 1g。

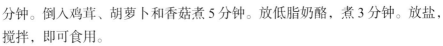

做法

（1）大米淘洗，用清水浸泡 30 分钟；鸡胸肉剁碎；香菇切丁；胡萝卜洗净，去皮，切丁。

（2）把水烧开，倒入大米煮 30 分钟。倒入鸡茸、胡萝卜和香菇煮 5 分钟。放低脂奶酪，煮 3 分钟。放盐，搅拌，即可食用。

营养分析　奶酪的热量较高，富含钙和维生素 D，加入粥中，可以让粥的味道更香浓。鸡胸肉是优质蛋白质的来源，符合患者的能量和代谢需求。菌菇是蛋白质含量较高的蔬菜。用这道粥作为主食，能够增加患者的营养摄入，加强治疗效果。

提示
　吞咽困难患者可以用料理机打成稀糊食用。

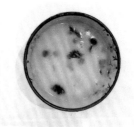

奶酪蘑菇鸡肉糊包含：
蛋白质 17g、碳水化合物 33g、脂肪 5g、热量 243kcal。

43. 牛肉萝卜山药糊 235g，30 分钟

类型 浓流食。

食材 牛里脊肉 35g、去皮胡萝卜 50g、去皮白萝卜 50g、去皮山药 100g；调料：盐 1g、亚麻籽油 5g。

做法

（1）牛里脊肉洗净，剁碎；萝卜洗净，去皮，切块；山药洗净，去皮，切块。

（2）所有食材煮 20 分钟，捞出，倒入料理机。放盐和亚麻籽油，搅拌均匀，即可食用。

营养分析 山药淀粉的颗粒较小且细腻，对消化道的刺激较小，对于胃肠道的消化负担较轻。由于山药是主食，所以要减少其他主食摄入，避免血糖大幅度波动。

提示 糖尿病患者需要在医生密切指导下应用。对于含高膳食纤维的食谱，胃部、肠道肿瘤患者少食；若患者有明显腹泻、腹胀、早饱等消化道症状，不建议食用。

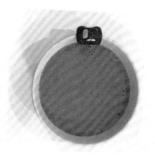

牛肉萝卜山药糊包含：

蛋白质 11g、碳水化合物 17g、脂肪 6g、热量 166kcal。

44. 红豆牛奶薏仁燕麦米糊   315g，60 分钟

类型 浓流食。

食材 红豆 15g、薏仁 20g、燕麦（生）20g、脱脂牛奶 250ml、去核大枣 10g。

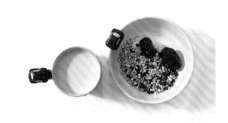

做法

（1）红豆、薏仁和生燕麦提前浸泡 30 分钟。除了脱脂牛奶以外，所有食材煮 30 分钟。食材取出，沥干，用料理机打碎。

（2）从冰箱中取出脱脂牛奶，倒入料理机，再次搅拌均匀。即可食用，亦可加热后食用。

营养分析 红豆和薏仁在中医上具有利尿消肿功效。红豆中的花青素含量较高，具有抗氧化功效。同时红豆、薏仁和燕麦富含维生素、矿物质和膳食纤维，升糖指数较低，是优质的主食选择。这道食谱为主食，所以要减少其他主食摄入，避免血糖大幅度波动。

提示

糖尿病患者需要在医生密切指导下应用。对于含高膳食纤维的食谱，胃部、肠道肿瘤患者少食；若患者有明显腹泻、腹胀、早饱等消化道症状，不建议食用。乳糖不耐受患者，可以用舒化奶代替。

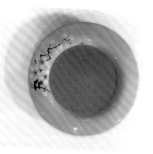

红豆牛奶薏仁燕麦米糊包含：
蛋白质 15g、碳水化合物 58g、脂肪 1g、热量 300kcal。

45. 吐司配鹰嘴豆泥

225g，2 小时

类型 软食。

食材 白吐司 100g、鹰嘴豆（干）35g、小番茄丁 30g、干核桃仁 10g、去皮胡萝卜 50g；调料：橄榄油 3g、柠檬汁 1ml、盐 2g、白胡椒粉 1g。

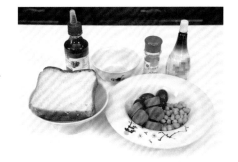

做法

（1）鹰嘴豆提前 30 分钟泡发。鹰嘴豆、胡萝卜和番茄煮熟，然后倒入料理机，放入调料，充分搅拌。

（2）倒出多余的水，把鹰嘴豆泥抹在面包片上，对半切开。即可食用。

营养分析 鹰嘴豆含有高蛋白质和高膳食纤维。鹰嘴豆本身具有坚果的香气，豆泥更是有黄油般的丝滑质地。鹰嘴豆中的脂肪以不饱和脂肪酸为主，亚油酸含量很高，并且富含维生素 B 族、叶酸、铁、磷、镁和锌等维生素和矿物质。升糖指数较低，也适合糖尿病患者食用。

提示

对于含高膳食纤维的食谱，胃部、肠道肿瘤患者少食；若患者有明显腹泻、腹胀、早饱等消化道症状，不建议食用。建议糖尿病患者把食谱中的白面包换成全麦面包。肠胃不适的患者避免用胡椒粉等辛辣刺激调料。

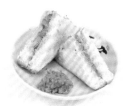

吐司配鹰嘴豆泥包含：
蛋白质 17g、碳水化合物 76g、脂肪 22g、热量 570kcal。

46. 香焗芝士培根土豆泥 　　140g，17分钟

类型 泥状软食。

食材 低盐培根 15g、去皮土豆 80g、芝士（奶酪）15g、小番茄 30g；调料：柠檬汁 5ml、盐 1g、罗勒叶 1g、番茄酱 10ml。

做法

（1）土豆削皮蒸熟；低盐培根切碎；小番茄热水浸泡 2 分钟，去皮。

（2）土豆捻成泥，与调料混合，撒上芝士、培根和小番茄，微波炉加热 1 分 30 秒。即可食用。

营养分析 培根、芝士、土豆泥，无一不是在刺激味蕾和嗅觉，增强食欲。芝士是浓缩的奶制品，能够帮助患者补充钙质，促进维生素吸收，并且不含乳糖，是乳糖不耐受患者也可以选择的乳制品。另外，芝士的维生素 A 和维生素 D 含量也很丰富，能够帮助保护患者的皮肤黏膜，减轻放化疗损伤。

提示
　　本食谱脂肪含量偏高，肝胆胰术后患者需要在医生密切指导下应用。建议选择低盐培根，并仅在食欲差时，作为丰富食材口味采用。口腔或喉咙有疼痛感及溃疡的患者，避免使用番茄。

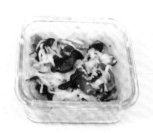

香焗芝士培根土豆泥包含：
蛋白质 8g、碳水化合物 23g、脂肪 4g、热量 155kcal。

47. 懒人版蛋黄南瓜泥

250g，15分钟

类型 泥状软食。

食材 去皮去瓤南瓜块 200g、
咸鸭蛋蛋黄 20g、玉米粒 20g、
南瓜籽 10g。

做法

（1）南瓜去皮去瓤，切块，并放在碗里，加水至南瓜一半，微波炉加热 7 分钟，捻成泥。

（2）小火加热，倒入咸鸭蛋蛋黄，铲碎。待蛋黄融化，开始冒泡后，倒入南瓜泥和南瓜子，翻炒 5 分钟。装碗，即可食用。

营养分析 鸭蛋黄和南瓜子都是能量密度较高的食材，热量主要为脂肪和蛋白质，富含不饱和脂肪酸和脂溶性维生素，能够保护患者的肌肉和神经。南瓜味道香甜，与其他蔬菜相比，其碳水化合物含量较高，可部分替代主食，且南瓜富含胡萝卜素，具有抗氧化功效。蛋黄是维生素和矿物质等营养集中部分。

提示

　　本食谱脂肪含量较高，肝胆胰术后患者需要在医生密切指导下应用。南瓜属于高升糖指数食材，糖尿病患者需要在医生密切指导下应用。咸鸭蛋为腌制食品，仅在食欲差时，作为丰富食材口味采用。

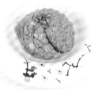

懒人版蛋黄南瓜泥包含：
蛋白质 10g、碳水化合物 28g、
脂肪 12g、热量 254kcal。

48. 奶香鸡肉蘑菇泥

335g，30分钟

类型 泥状软食。

食材 鸡胸肉 60g、香菇（鲜）60g、青豆 15g、去皮山药 100g、全脂牛奶 100ml；调料：盐 1g、胡椒粉 1g。

做法

（1）鸡胸肉洗净，剁碎；香菇洗净，切丁；山药洗净削皮，切滚刀块。

（2）把水烧开，放入山药、鸡茸、香菇丁和青豆煮 15 分钟，捞出沥干，剁碎。食物倒入料理机，放盐，打泥。即可食用。

营养分析 对于身体虚弱、消化不良、咀嚼吞咽困难和食欲不佳的患者，泥状食物更容易被接受，并且是营养均衡的膳食选择。山药的山药黏液蛋白能增强身体的免疫力和抗肿瘤突变。山药可替代部分主食，且富含可溶性膳食纤维，因此可通过延迟胃内食物的排空，帮助患者控制血糖。

提示
本食谱脂肪含量较高，肝胆胰术后患者需要在医生密切指导下应用。乳糖不耐受患者，可以用舒化奶代替。肠胃不适的患者避免用胡椒粉等辛辣刺激调料。

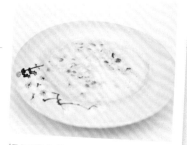

奶香鸡肉蘑菇泥包含：
蛋白质 23g、碳水化合物 26g、脂肪 9g、热量 275kcal。

49. 三文鱼山药藕泥

295g，45分钟

类型 泥状软食。

食材 去皮三文鱼鱼腩50g、去皮山药50g、去皮藕50g、莴笋丁30g、鲜玉米粒15g、鸡蛋（2个）100g；调料：橄榄油5g、玉米淀粉10g、柠檬片15g、盐1g。

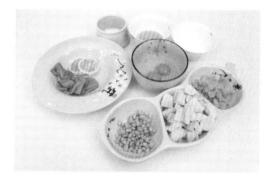

做法

（1）用柠檬片腌制三文鱼15分钟；山药、藕和莴笋去皮，切丁；鸡蛋打散。

（2）把三文鱼块、山药块、藕块和蛋液倒入料理机，搅打细腻。放入莴笋丁、玉米粒，再倒入淀粉和盐，充分搅拌均匀。

（3）蒸碗刷油，倒入食物，用蒸锅蒸15分钟，即可食用。

营养分析 按照《恶性肿瘤患者膳食指导》，患者膳食需富含蛋白质和脂肪，尤其是不饱和脂肪酸。三文鱼营养丰富，尤其是优质蛋白质和ω-3脂肪酸含量较高，营养美味，十分符合患者的膳食及代谢需求。泥状软食容易咀嚼和消化，适合肠道功能较差的患者食用。

提示 本食谱脂肪含量较高，肝胆胰术后患者需要在医生密切指导下应用。对海鲜过敏患者不宜食用。

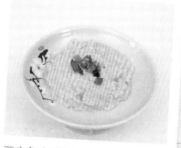

三文鱼山药藕泥包含：
蛋白质22g、碳水化合物28g、脂肪18g、热量364kcal。

第四节
其他面食

50. 豆腐虾仁饼

150g，30分钟

类型 软食。

食材 北豆腐 50g、去壳去线虾仁 30g、去皮胡萝卜 15g、去皮西葫芦 15g、荠菜叶 15g、面粉 25g；调料：橄榄油 5g、葱花 5g、盐 1g。

做法

（1）豆腐沥干水，用手捏碎，再次沥干；虾仁洗净，去壳去线，剁碎；西葫芦和胡萝卜洗净，去皮，切碎；葱洗净，切成葱花。

（2）把豆腐、虾仁和蔬菜混合，放入面粉、盐和葱花，按压捏成 2 个饼。

（3）不粘锅锅底刷油，两面煎至金黄，即可食用。

营养分析 北豆腐相比起南豆腐水少、坚硬，更适合本食谱。根据《中国居民膳食指南》，推荐适量增加豆制品摄入，而豆腐不仅富含优质蛋白，且蛋白质的吸收利用率更高，是豆制品中不错的选择。建议使用不粘锅烹饪，可以减少油的摄入量。

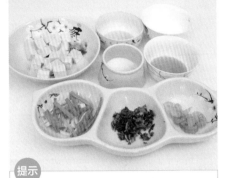

提示 本食谱脂肪含量较高，肝胆胰术后患者需要在医生密切指导下应用。对海鲜过敏患者不宜食用。

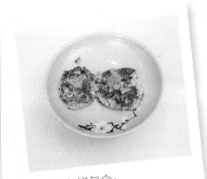

豆腐虾仁饼包含：

蛋白质 12g、碳水化合物 22g、脂肪 10g、热量 226kcal。

51. 虾仁鸡蛋软饼 160g，30 分钟

类型 软食。

食材 去壳去线虾仁 30g、去皮黄瓜丝 50g、鸡蛋（1 个）50g、面粉 30g；调料：橄榄油 5g、盐 1g、葱花 10g。

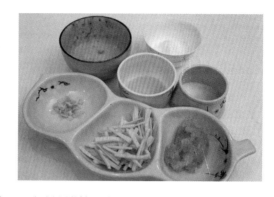

做法

（1）虾仁洗净，剁碎；黄瓜洗净，去皮，切丝；鸡蛋打散；葱洗净，切成葱花。

（2）把所有食材混合在一起，顺时针搅拌均匀成糊状。

（3）不粘锅锅底刷油，加热。倒入面糊，摊平。煎至两面金黄，切开。即可食用。

营养分析 用黄瓜、虾仁和鸡蛋做软饼，既能提供多种维生素和矿物质，还能够降低餐食的升糖指数。这一张饼里蔬菜、蛋白质和油脂都能得到补充。

提示 本食谱脂肪含量较高，肝胆胰术后患者需要在医生密切指导下应用。对海鲜过敏患者不宜食用。

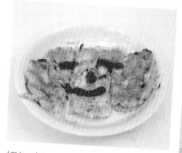

虾仁鸡蛋软饼包含：
蛋白质 14g、碳水化合物 26g、脂肪 10g、热量 254kcal。

52. 无油香蕉松饼   205g，30 分钟

类型 软食。

食材 去皮熟香蕉 50g、面粉 35g、蛋清液 20g、脱脂牛奶 100ml。

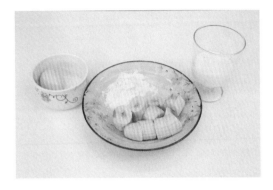

做法

（1）把香蕉捻成泥，和面粉混合，倒入蛋清和牛奶，搅拌成糊状。

（2）接着一勺一勺地舀面糊到不粘锅上，将锅底的面糊摊平，煎至两面金黄，取出。装盘，即可食用。

营养分析 香蕉是一种会令人心情愉悦的水果，其富含色氨酸和维生素 B_6，有益于大脑制造血清素，帮助调节患者情绪。另外，青香蕉会增加便秘风险，因此要选择熟香蕉。这道食谱脂肪含量低，适合肝胆胰腺患者食用。

提示

乳糖不耐受患者，可以用舒化奶代替。糖尿病患者需要在医生密切指导下应用。

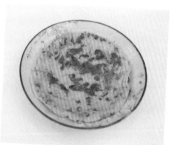

无油香蕉松饼包含：

蛋白质 9g、碳水化合物 43g、脂肪 1g、热量 217kcal。

53. 芹菜鸡蛋碎饼

145g，30分钟

类型 软食。

食材 嫩芹菜叶 30g、章鱼须 15g、鸡蛋（1个）50g、面粉 50g；调料：橄榄油 10g、盐 1g。

做法

（1）嫩芹菜洗净，剁碎；章鱼须洗净，切丁；鸡蛋打散。

（2）面粉、蛋液和清水混合，倒入嫩芹菜和章鱼丁，放盐，搅拌至糊状。

（3）不粘锅锅底刷油，小火加热，倒入混合的面糊，摊开，煎成蛋饼，即可食用。

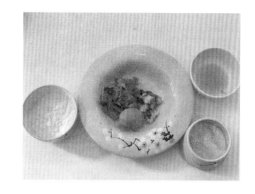

营养分析 芹菜叶比芹菜茎的营养价值更高，并且含有较少的粗纤维，适合胃肠道功能较差的患者食用。鸡蛋富含多种有益于肿瘤患者的营养素，可以通过变换不同制作方式来增加鸡蛋摄入。这道食谱的蛋白质含量较高，适合肿瘤患者食用。

提示 本食谱脂肪含量较高，肝胆胰术后患者需要在医生密切指导下应用。对海鲜过敏患者不宜食用。

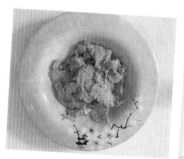

芹菜鸡蛋碎饼包含：

蛋白质 16g、碳水化合物 40g、脂肪 16g、热量 368kcal。

54. 菜团子

185g，2 小时

类型 普食。

食材 圆白菜叶 50g、水发木耳丝 20g、荠菜 20g、去皮胡萝卜丝 15g、虾皮 5g、鸡蛋（1 个）50g、玉米面粉 30g、小麦面粉 15g；调料：亚麻籽油 5g、盐 1.5g。

做法

（1）混合小麦面粉、玉米面粉和面，面团用保鲜膜包住，醒面 60 分钟；木耳切丝；圆白菜和胡萝卜切碎；虾皮洗净；鸡蛋打散。

（2）不粘锅锅底刷亚麻籽油，倒入蔬菜炒熟，加蛋液、虾皮和盐翻炒。把馅料剁碎。

（3）混合好的面粉切成 2 块，每一个用手团圆，用手掌压平，中间放上馅料，封口。蒸锅蒸 25 分钟，关火，盖着盖子再焖 5 分钟。即可食用。

营养分析 很多患者在放疗、化疗期间十分抵触肉及其制品的味道。短期间的饮食需要保证热量的摄入，食材选择多样化。鸡蛋能提供优质蛋白质，亚麻籽油富含不饱和脂肪酸，圆白菜、木耳和胡萝卜各有不同的抗氧化物质，玉米面的营养价值高于小麦面粉，虾皮是高钙食材。食材丰富能尽可能避免营养不良的发生。

提示

对于含高膳食纤维的食谱，胃部、肠道肿瘤患者少食；若患者有明显腹泻、腹胀、早饱等消化道症状，不建议食用。对海鲜过敏患者不宜食用。

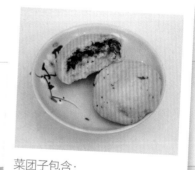

菜团子包含：

蛋白质 16g、碳水化合物 52g、脂肪 11g、热量 372kcal。

55. 藜麦蔬肉膳

300g，60分钟

类型 半流食。

食材 藜麦 50g、去皮山药块 50g、鸡胸肉 50g、西蓝花 50g、油菜 50g、花菇 30g；调料：亚麻籽油 5g、盐 1.5g、生姜粉 1g。

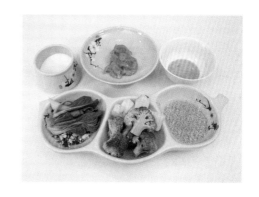

做法

（1）藜麦用清水提前浸泡 30 分钟；山药洗净，去皮、切块；鸡胸肉剁碎；油菜叶洗净，切段；花菇洗净，切丁。

（2）冷水放入藜麦和山药煮 30 分钟，再倒入鸡胸肉，油菜叶和花菇丁，煮 5 分钟，沥干。

（3）把所有食材倒入料理机，放盐，再倒入亚麻籽油，充分搅拌，即可食用。

营养分析 藜麦是一种营养较丰富的主食。膳食纤维含量极高，甚至是糙米的 2 倍，有助于改善患者的肠道环境。藜麦的微量元素含量高，营养均衡。这道食谱的蛋白质含量较高，并且蛋白质比例非常好，利于身体吸收和利用。因为藜麦含有味道苦涩的皂苷，建议每次食用前，冲洗干净。

提示 对于含高膳食纤维的食谱，胃部、肠道肿瘤患者少食；若患者有明显腹泻、腹胀、早饱等消化道症状，不建议食用。

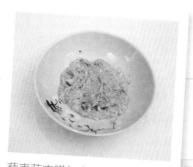

藜麦蔬肉膳包含：
蛋白质 22g、碳水化合物 46g、脂肪 11g、热量 373kcal。

56. 藜麦三文鱼山药糕

175g，60分钟

类型 软食。

食材 藜麦 30g、去皮三文鱼鱼腩 35g、去皮山药 60g、鸡蛋（1个）50g、油菜叶 20g；调料：盐 1g。

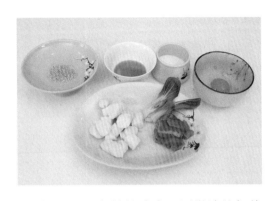

做法

（1）藜麦用开水浸泡 30 分钟；山药去皮，切块。油菜叶洗净；鸡蛋打散。

（2）把三文鱼和山药放入碗里，加入没过食材的清水。用微波炉加热 7 分钟。取出后和蛋液一起放入料理机搅拌成泥。

（3）在食物泥里放入控干水的藜麦，搅拌。在模具底部刷油，食物泥倒入模具，和油菜叶一起，蒸 25 分钟，即可食用。

营养分析 藜麦的蛋白质组成比例适宜，氨基酸种类丰富，尤其富含谷类中缺乏的赖氨酸，更利于人体吸收和利用。并且肌肉恢复所必需的支链氨基酸含量高，能够增强机体免疫力，帮助身体康复和减少疼痛。三文鱼是不饱和脂肪酸和维生素 D 的优质食物来源。

提示
本食谱脂肪含量较高，肝胆胰术后患者需要在医生密切指导下应用。对海鲜过敏患者不宜食用。

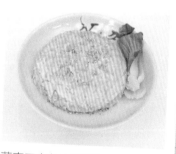

藜麦三文鱼山药糕包含：
蛋白质 21g、碳水化合物 29g、脂肪 11g、热量 294kcal。

57. 红薯发糕

145g，2 小时

类型 软食。

食材 小麦面粉 30g、乳清蛋白粉 25g、去皮红薯 40g、鸡蛋（1 个）50g；调料：橄榄油 2g、泡打粉 2g、酵母 1g。

做法

（1）红薯洗净，去皮，切块，用蒸锅蒸 15 分钟，拿勺子碾成泥；鸡蛋打散。

（2）把小麦面粉、乳清蛋白粉以及泡打粉混合，加入蛋液、清水和酵母。充分混合打匀，搅拌至无干粉状态。

（3）在蒸碗四周刷油，把面糊倒入蒸碗。盖上保鲜膜，发酵 1 小时。放入蒸锅蒸 20 分钟，关火。盖着盖子焖 5 分钟，即可食用。

营养分析 乳清蛋白是所有蛋白质中生物效价最高并且支链氨基酸含量最高的蛋白质，不仅容易消化，而且富含所有必需氨基酸种类，能够促进免疫力提升。乳清蛋白粉十分香甜浓郁，风味与营养俱佳，混合在食物中能提高蛋白质摄入。

提示

对于含高膳食纤维的食谱，胃部、肠道肿瘤患者少食；若患者有明显腹泻、腹胀、早饱等消化道症状，不建议食用。

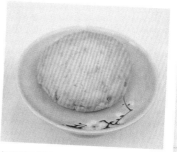

红薯发糕包含：

蛋白质 35g、碳水化合物 33g、脂肪 11g、热量 370kcal。

58. 吐司牛油果塔

220g，30分钟

类型 软食。

食材 白吐司 50g、去皮去核牛油果 60g、去壳去线虾仁 30g、小番茄 30g、草莓 50g；调料：柠檬汁 5ml、蛋黄酱 10ml、盐 1.5g。

做法

（1）牛油果切开，挖出果肉；虾仁洗净，去壳去线，剁碎；小番茄和草莓去蒂。

（2）牛油果和虾仁用蒸锅蒸 15 分钟，放入料理机，加柠檬汁和盐，打成泥。放入蛋黄酱搅拌，铺在一片白面包上，再盖上一层白面包。对半切开，配上小番茄和草莓，即可食用。

营养分析 牛油果是油脂含量较高的水果，高脂低糖并且富含膳食纤维和油酸。这道吐司牛油果塔能量密度高、营养丰富，符合肿瘤患者的代谢需求。食谱中特意用口感酸甜的小番茄和柠檬汁中和牛油果的稠腻，帮助促进患者的胃口。

提示 对于含高膳食纤维的食谱，胃部、肠道肿瘤患者少食；若患者有明显腹泻、腹胀、早饱等消化道症状，不建议食用。本食谱脂肪含量较高，肝胆胰术后患者需要在医生密切指导下应用。口腔或喉咙有疼痛感及溃疡的患者，避免使用番茄。

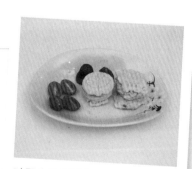

吐司牛油果塔包含：

蛋白质 9g、碳水化合物 34g、脂肪 18g、热量 336kcal。

· · · · · · · · · · · · · 第五节 · · · · · · · · · · · · ·
汤

59. 南瓜核桃浓汤　　　　325g，30分钟

类型　半流食。

食材　去皮去瓤南瓜块 100g、核桃仁 15g、南瓜子（熟）10g、全脂牛奶 200ml；调料：盐 1g。

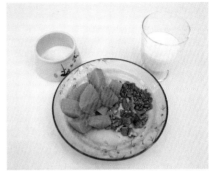

做法

（1）南瓜洗净，去皮，切块；核桃仁碾碎。

（2）用蒸锅蒸南瓜 20 分钟。蒸熟后放入料理机，倒入核桃仁、牛奶、南瓜子和盐充分搅拌均匀，即可食用。

营养分析　坚果的热量高，并且脂肪主要为不饱和脂肪酸，富含膳食纤维、脂溶性维生素和矿物质。在患者食欲和消化吸收能力较好时，适量增加 ω-3 不饱和脂肪酸和 ω-9 不饱和脂肪酸，有助于康复。牛奶中的乳糖能促进钙、铁、锌等矿物质吸收。

提示

　　本食谱脂肪含量较高，可换成脱脂牛奶，肝胆胰术后患者需要在医生密切指导下应用。乳糖不耐受患者，可以用舒化奶代替。

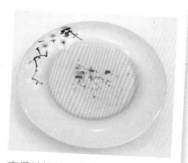

南瓜核桃浓汤包含：

蛋白质 11g、碳水化合物 15g、脂肪 18g、热量 263kcal。

127

60. 虫草花干贝鱼片汤

225g，2小时

类型 半流食。

食材 去皮鲈鱼鱼腩 100g、干贝 30g、去皮冬瓜 50g、虫草花 20g、菌菇（干）10g、莼菜 15g；调料：枸杞 5g、盐 1g、亚麻籽油 5g。

做法

（1）干贝用温水泡发 30 分钟，沥干；鲈鱼鱼腩去皮，切片；冬瓜去皮，切块；姜切片。

（2）浸泡菌菇及虫草花 1 小时，沥干，冷水倒入菌菇、虫草花和姜片煮沸，放入鲈鱼、干贝、冬瓜和莼菜小火煮 25 分钟。放枸杞、盐和亚麻籽油，即可食用。

营养分析 这道菜含有虫草花、鲈鱼和干贝，有菌菇和海鲜独特的香味，不需要加入其他提鲜的调料，已经足够鲜香美味。加一些食盐和胡椒粉调一下味道，更是能激发出珍菌鱼汤的浓香鲜味，清香好喝。在保证口味的同时，本道食谱有富含优质蛋白质的两种海产品——鲈鱼和干贝，符合《恶性肿瘤患者膳食指导》所推荐的恶性肿瘤患者食物选择，"适当多吃鱼、禽肉、蛋类"，是理想的蛋白质来源。

提示

本食谱脂肪含量较高，肝胆胰术后患者需要在医生密切指导下应用。对海鲜过敏患者不宜食用。

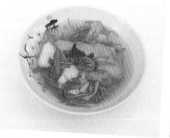

虫草花干贝鱼片汤包含：
蛋白质 41g、碳水化合物 19g、脂肪 10g、热量 330kcal。

61. 红豆芋头甜汤

105g，2 小时

类型 半流食。

食材 去皮芋头 50g、红豆 15g、薏米 15g、鹰嘴豆（干）20g、冰糖 5g。

做法

（1）把红豆、薏米、鹰嘴豆洗净，用清水浸泡 30 分钟；芋头煮熟去皮，切块。

（2）把水烧开，倒入红豆、薏米和鹰嘴豆，中火慢炖 1 小时；再放入芋头煮 30 分钟。放入冰糖，搅拌至融化。即可食用。

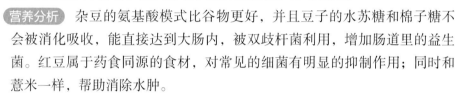

营养分析 杂豆的氨基酸模式比谷物更好，并且豆子的水苏糖和棉子糖不会被消化吸收，能直接达到大肠内，被双歧杆菌利用，增加肠道里的益生菌。红豆属于药食同源的食材，对常见的细菌有明显的抑制作用；同时和薏米一样，帮助消除水肿。

提示

对于含高膳食纤维的食谱，胃部、肠道肿瘤患者少食；若患者有明显腹泻、腹胀、早饱等消化道症状，不建议食用。冰糖仅在食欲差时，作为丰富食材口味采用。

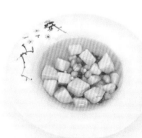

红豆芋头甜汤包含：
蛋白质 11g、碳水化合物 43g、脂肪 1g、热量 225kcal。

62. 珍菌鱼汤

190g，2 小时

类型 半流食。

食材 珍菌干料包 50g（桦褐孔菌、灵芝、云芝、蛹虫草）、干贝 15g、蟹味菇 50g、去皮巴沙鱼 75g，调料：盐 1g、料酒 10ml、姜片 5g。

做法

（1）珍菌干料炖 2 小时，制成菌汤；蟹味菇洗净，切丁；巴沙鱼去皮，切片；姜切片。

（2）锅中倒入菌汤烧开，放鱼肉、蟹味菇、干贝、料酒和姜片，煮 30 分钟。加盐，即可食用。

营养分析 珍菌富含多种三萜类化合物以及甾醇，提取物具有多种药理作用，能明显提升机体的免疫能力。鱼肉内蛋白质和优质脂肪含量高，不过敏的患者需每周吃 1~2 次鱼肉，促进康复。同时，营养物质主要在鱼肉菌菇内，而非汤水，鼓励多食鱼肉菌菇，少喝汤。因汤水营养密度低，容易产生饱腹感，且肉类汤中嘌呤含量较高，应适量饮汤。

提示 对海鲜过敏患者不宜食用。料酒仅在食欲差时，作为丰富食材口味采用。

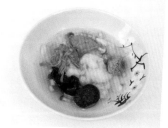

珍菌鱼汤包含：

蛋白质 32g、碳水化合物 36g、脂肪 3g、热量 299kcal。

63. 平菇紫菜肉丸豆腐汤

205g，30 分钟

类型 半流食。

食材 平菇 100g、干紫菜 20g、猪里脊肉 35g、豆腐 50g；调料：盐 1g、料酒 10ml、淀粉 5g、姜片 5g。

做法

（1）平菇洗净，切 2 半；猪里脊肉剁碎；豆腐切块，沥干水分。肉馅捏成肉丸。

（2）锅里烧水，放猪肉丸，煮 5 分钟，再倒入平菇和豆腐，煮 5 分钟。放入紫菜，煮 3 分钟。放盐和淀粉，收汁后即可食用。

营养分析 紫菜是常见食材，用来煲汤，味道鲜美，还能减少盐的用量。紫菜中维生素 B_2 和碘的含量丰富，能缓解偏头痛、乏力和溃疡等问题。同时，营养物质主要在鱼肉菌菇内，而非汤水，鼓励多食鱼肉菌菇，少喝汤。因汤水营养密度低，容易产生饱腹感，且肉类汤中嘌呤含量较高，适量饮汤。

提示
料酒仅在食欲差时，作为丰富食材口味采用。

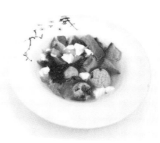

平菇紫菜肉丸豆腐汤包含：

蛋白质 19g、碳水化合物 14g、脂肪 7g、热量 189kcal。

64. 南瓜栗子浓汤　　　　　295g，30分钟

类型 半流食。

食材 去皮贝贝南瓜 100g、栗子（熟）20g、口蘑 30g、全脂牛奶 100ml、去壳去线虾仁 15g、鸡胸肉 30g；调料：盐 1g。

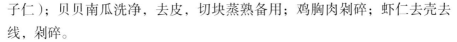

做法

（1）新鲜的栗子在煮熟后去皮（也可以直接购买栗子仁）；贝贝南瓜洗净，去皮，切块蒸熟备用；鸡胸肉剁碎；虾仁去壳去线，剁碎。

（2）鸡胸肉、虾仁以及口蘑煮熟，所有食材倒入料理机，加入牛奶，充分搅拌均匀，即可食用。

营养分析 栗子的清香会让患者心情愉悦，促进食欲。用香甜的栗子、糯软的南瓜，再配上高蛋白、高营养密度的口蘑和虾仁，最后用牛奶将所有的食材完美融合。栗子的 B 族维生素、矿物质和膳食纤维含量都比较高，并且富含淀粉，所以吃栗子时，要适量减少主食的摄入。

提示

糖尿病患者需要在医生密切指导下应用。对于含高膳食纤维的食谱，胃部、肠道肿瘤患者少食；若患者有明显腹泻、腹胀、早饱等消化道症状，不建议食用。

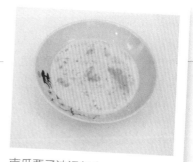

南瓜栗子浓汤包含：
蛋白质 10g、碳水化合物 19g、脂肪 6g、热量 165kcal。

65. 豌豆苗鸭蛋白汤　　150g，2 小时

类型 半流食。

食材 豌豆苗 100g、咸鸭蛋白 20g、猪小排 30g；调料：料酒 5ml、大料 1 个、香叶 1 片、枸杞 5g、姜片 5g。

做法

（1）豌豆苗洗净，切段；咸鸭蛋的鸭蛋白和鸭蛋黄分离；猪小排冲干净血水。

（2）锅里放入香叶、大料和猪小排，把水烧开，倒入料酒，撇去浮沫。小火煮 2 小时。放入咸鸭蛋白和豌豆苗煮 3 分钟，放盐和枸杞，即可食用。

营养分析 鲜嫩翠绿的豌豆苗营养在各类蔬菜中都出类拔萃，富含胡萝卜素、维生素 C、钾和铁。患者可以用这种食材做汤，或者凉拌，但要注意避免加热时间过长，导致营养素流失。同时，营养物质主要在食材内，而非汤水。因汤水营养密度低，容易产生饱腹感，且钠含量较高，需适量饮汤。

提示
　　咸鸭蛋和料酒仅在食欲差时，作为丰富食材口味采用。

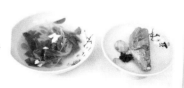

豌豆苗鸭蛋白汤包含：
蛋白质 12g、碳水化合物 3g、脂肪 8g、热量 130kcal。

66. 老鸭排骨四神汤

150g，2 小时

类型 半流食。

食材 去皮去骨鸭肉 50g、猪小排 30g、"四神"汤料包 40g（淮山、茨实、茯苓、莲子）、杏鲍菇 30g；调料：盐 1g、料酒 10ml、姜片 5g、淀粉 5g。

做法

（1）鸭肉去皮，去骨，切块；猪小排切段。

（2）冷水倒入鸭肉和排骨。煮沸后，捞出食材，用清水冲洗，沥干。

（3）冷水放入"四神"汤料、料酒和姜片，大火煮沸，倒入所有食材，煮沸后转至小火炖 1 小时。放淀粉勾芡，放盐，即可食用。

营养分析 "四神"汤料包有淮山、茨实、茯苓和莲子等食材，中医认为适合脾胃气虚、呕吐腹泻、消化不良以及食欲缺乏的患者。这些食材对于患者面色苍白和乏力，能够起到缓解作用。肉去皮能够有效减少饱和脂肪摄入。同时，营养物质主要在肉内，而非汤水。因汤水营养密度低，容易产生饱腹感，且钠含量较高，需适量饮汤。

提示

腹泻和术后恢复初期患者需要在医生密切指导下应用。根据患者的咀嚼和消化功能，适当处理食材的大小。料酒仅在食欲差时，作为丰富食材口味采用。

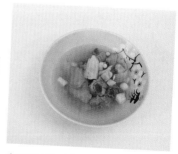

老鸭排骨四神汤包含：
蛋白质 14g、碳水化合物 40g、脂肪 17g、热量 369kcal。

67. 姜黄牛里脊肉杂蔬汤 200g，30分钟

类型 半流食。

食材 牛里脊肉 50g、西蓝花 50g、去籽彩椒 50g、去皮土豆 50g；调料：姜黄粉 5g、盐 1g、椰子油 10g。

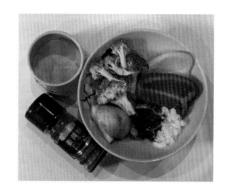

做法

（1）牛里脊肉洗净，切丁；西蓝花洗净，去茎，切小块；彩椒洗净去籽，切丁；土豆洗净，去皮，切块。土豆用清水浸泡 10 分钟，沥干。

（2）锅里倒水加热，倒椰子油。放入土豆，煮 15 分钟，再放入其他所有食材，煮 5 分钟。放盐和姜黄粉，即可食用。

营养分析 牛里脊肉含高蛋白质、低脂肪，并且富含血红素铁，是较好的红肉选择。姜黄粉中的姜黄素含量很高，具有抗氧化作用，有抑制肿瘤发展的效果，帮助修复 DNA 细胞。比起精米白面，土豆有更多的矿物质，是更健康的主食选择，但是食用土豆时要适量减少其他主食摄入。

提示
　　本食谱脂肪含量较高，肝胆胰术后患者需要在医生密切指导下应用。对于含高膳食纤维的食谱，胃部、肠道肿瘤患者少食；若患者有明显腹泻、腹胀、早饱等消化道症状，不建议食用。肠胃不适的患者避免用姜黄粉等辛辣刺激调料。

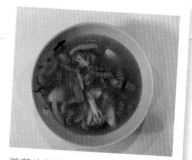

姜黄牛里脊肉杂蔬汤包含：
蛋白质 14g、碳水化合物 15g、脂肪 12g、热量 224kcal。

第六节
配菜

68. 三丝巴沙鱼片　　　　　305g，30 分钟

类型　普食。

食材　巴沙鱼 75g、低盐火腿 30g、去籽彩椒 50g、圆白菜丝 50g、去皮胡萝卜丝 50g、去皮黄瓜丝 50g；调料：橄榄油 5g、盐 1g、玉米淀粉 10g、姜片 5g。

做法

（1）彩椒和圆白菜洗净，切丝；胡萝卜和黄瓜去皮，切丝；巴沙鱼和火腿切片；姜切片。在巴沙鱼片中倒入淀粉抓匀，腌制 15 分钟。

（2）不粘锅锅底刷油，小火加热，倒入姜片和巴沙鱼片翻炒 5 分钟。再放入火腿片翻炒 5 分钟。倒热水烧开，放圆白菜丝、胡萝卜丝、黄瓜丝和彩椒丝，煮 3 分钟。放盐，即可食用。

营养分析　在为患者准备膳食时，应该兼顾营养和食物本身的色香味。这道菜色彩丰富，看起来赏心悦目，刺激味蕾和食欲。火腿能让汤汁的味道更加鲜美。各色蔬菜含有不同的植物化学物，用天然的食材既能增加每道食谱的颜色，也能补充更多种类的营养素，营养全面、均衡。

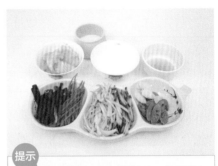

提示　本食谱脂肪含量较高，肝胆胰术后患者需要在医生密切指导下应用。建议选择低盐火腿，并仅在食欲差时，作为丰富食材口味采用。对海鲜过敏患者不宜食用。

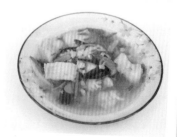

三丝巴沙鱼片包含：

蛋白质 20g、碳水化合物 22g、脂肪 10g、热量 254kcal。

69. 星月奇缘

115g，30分钟

类型 半流食。

食材 鸡蛋（1个）50g、秋葵50g、去壳去线虾仁15g；调料：盐1g。

做法

（1）鸡蛋打散；秋葵洗净，去头尾，切丁；虾仁洗净，去壳去线。

（2）蛋液倒入清水和盐，混合均匀。在蛋液表面铺上秋葵和虾仁。盖上保鲜膜，放蒸锅里蒸15分钟，即可食用。

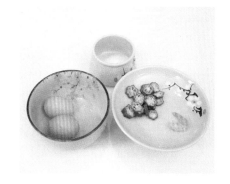

营养分析 用秋葵和虾仁铺在蛋液上，如同一弯明月旁有几颗星星点缀。蛋羹丝滑的口感，配上鸡蛋丰富的营养，是营养餐食的不二之选。推荐患者每天至少吃一个鸡蛋。尤其是当能选择的食物十分有限的时候，可以适当增加鸡蛋的摄入量，以此保证优质蛋白质和脂肪摄入。秋葵的果胶含量丰富，有助于排便。

提示

本食谱脂肪含量较高，肝胆胰术后患者需要在医生密切指导下应用。对海鲜过敏患者不宜食用。根据患者的消化能力而定，消化能力较差者可将秋葵及虾仁切成碎末放入蛋液中一起蒸。

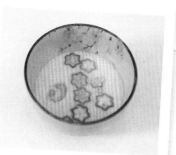

星月奇缘包含：

蛋白质12g、碳水化合物2g、脂肪6g、热量112kcal。

70. 包菜肉卷　　190g，30 分钟

类型 软食。

食材 大卷心菜叶 100g、猪里脊肉 50g、口蘑 20g、去皮荸荠 20g；调料：玉米淀粉 5g、盐 1g、胡椒粉 1g、葱末姜末 5g。

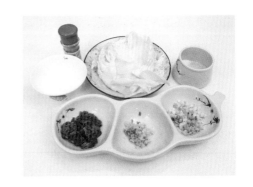

做法

（1）卷心菜洗净，烫 3 分钟，切掉中间厚的茎；猪里脊肉剁碎；口蘑切丁；荸荠去皮，切丁；葱姜切末。

（2）把肉馅、口蘑丁、荸荠丁、淀粉、盐和胡椒粉抓匀，腌制 15 分钟。

（3）在卷心菜叶上放上腌制好的肉馅，从一头卷起，卷成包菜肉卷。卷好后，放入蒸锅。大火蒸 10 分钟。即可食用。

营养分析 包菜卷呈翡翠色，色泽诱人，荸荠味甜多汁，清脆可口，一口下去，浓浓的肉汤汁，脆脆的包菜叶和荸荠丁，好吃又好看。荸荠丁不能高温加热，会被破坏。采用蒸的烹饪方式，既保留了包菜脆脆的口感和肉糜的鲜香，也能减少营养物质的流失。

提示 肠胃不适的患者避免用胡椒粉等辛辣刺激调料。

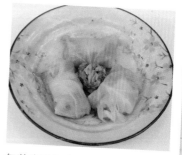

包菜肉卷包含：

蛋白质 24g、碳水化合物 22g、脂肪 5g、热量 229kcal。

71. 香菇豆腐肉末蒸鹌鹑蛋 160g，30 分钟

类型 普食。

食材 香菇（鲜）75g、牛里脊肉 35g、鹌鹑蛋 50g；调料：盐 1g、料酒 10ml、葱花 5g。

做法

（1）香菇洗净，去蒂；牛里脊肉剁碎，和料酒、盐混合；葱切成葱花。

（2）把牛里脊肉馅抹到香菇的凹陷处。敲开一个鹌鹑蛋放到肉末香菇上。重复以上步骤 5 次。

（3）用蒸锅蒸 15 分钟。撒上葱花，即可食用。

营养分析 这道菜用新颖的摆盘方式引起患者的食欲，浓郁肉汁在口腔里散开，美味且高蛋白。蛋类的营养价值很高，蛋黄中的脂肪酸含量以不饱和脂肪酸为主，且蛋黄中富含卵磷脂，能够帮助患者改善神经衰弱。另外，本道食谱富含优质蛋白质、维生素及矿物质，能促进伤口愈合并改善放化疗带来的皮肤黏膜损伤。

提示
本食谱脂肪含量偏高，肝胆胰术后患者需要在医生密切指导下应用。肠胃不适的患者避免用胡椒粉等辛辣刺激调料。

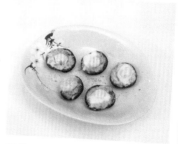

香菇豆腐肉末蒸鹌鹑蛋包含：
蛋白质 16g、碳水化合物 6g、
脂肪 6g、热量 142kcal

72. 豆腐肉末蛋羹 275g，30分钟

类型 泥状软食。

食材 老豆腐 100g、牛里脊肉 35g、鸡蛋（1个）50g、去皮荸荠 20g、香菇（鲜）20g、秋葵 50g；调料：亚麻籽油 5g、淀粉 5g、盐 1g、葱花 3g。

做法

（1）老豆腐洗净，捏碎，沥干；牛里脊肉剁碎；荸荠去皮，切丁；香菇和秋葵洗净，切丁；鸡蛋打散。

（2）豆腐、牛里脊肉、淀粉和盐混合加入蛋液中混匀，铺香菇和秋葵。蒸锅蒸 15 分钟。放亚麻籽油，即可食用。

营养分析 这是一道高蛋白食谱，并且蛋白种类丰富齐全，既有鸡蛋和牛里脊肉提供的动物优质蛋白，也有豆腐中含有的优质蛋白。豆制品的寡糖能促进肠道蠕动，增强食欲，但是同时也容易引起胀气。秋葵和香菇含有多糖，能够提升免疫力。

提示 本食谱脂肪含量较高，肝胆胰术后患者需要在医生密切指导下应用。

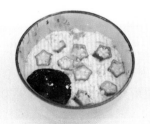

豆腐肉末蛋羹包含：
蛋白质 26g、碳水化合物 18g、脂肪 12g、热量 286kcal。

73. 蒸豆皮肉卷

190g，30分钟

类型 软食。

食材 豆皮 75g、猪肉馅 35g、泡发木耳 30g、豆芽 30g、去皮胡萝卜丝 20g；调料：淀粉 5g、醋 5ml、料酒 5ml、葱末姜末各 5g、盐 1g。

做法

（1）豆芽洗净；木耳切丝；胡萝卜去皮切丝，全部焯水 2 分钟。

（2）把猪肉馅和调料混合拌匀。每张豆皮上放肉馅、豆芽、木耳丝和胡萝卜丝。从底部向上卷起，用蒸锅蒸 15 分钟。即可食用。

营养分析 大豆及其制品富含优质蛋白质。并且大豆长成豆芽后，富含维生素 C。当抗肿瘤治疗导致患者对食物产生厌恶的时候，减少每次食物量，精致摆盘，加以醋调味，能让患者更有食欲。这道食材有豆制品、红肉、木耳和蔬菜，维生素和矿物质种类齐全。

提示 　对于含高膳食纤维的食谱，胃部、肠道肿瘤患者少食；若患者有明显腹泻、腹胀、早饱等消化道症状，不建议食用。

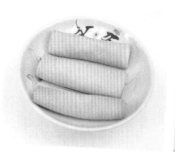

蒸豆皮肉卷包含：

蛋白质 28g、碳水化合物 15g、脂肪 15g、热量 306kcal。

141

74. 卤猪肝

50g，60 分钟

类型 软食。

食材 猪肝 50g、芹菜叶 10g、姜片 10g、去皮洋葱 10g；调料：香叶 1 片、大料 1 颗；酱料：生抽 10ml、醋 10ml、亚麻籽油 5g、料酒 5ml、葱姜蒜 10g。

做法

（1）猪肝洗净，用清水浸泡 30 分钟，切片；芹菜叶洗净，切段；姜切片；洋葱切丝。

（2）把配菜放入水中烧开，煮 30 分钟。倒入猪肝，继续煮 15 分钟。

（3）调制酱汁。猪肝蘸酱，即可食用。

营养分析 猪肝的营养价值较高，是较好的补血食材，富含蛋白质、铁、维生素 A、维生素 B$_{12}$ 和叶酸。在贫血的时候，膳食中增加猪肝能够帮助患者增强造血功能。同时食用自制酱料是少盐少油的选择。

提示

本食谱脂肪含量较高，肝胆胰术后患者需要在医生密切指导下应用。猪肝需从正规商超购买，建议每周食用 50～75g。根据患者消化能力，消化能力较差患者，可把猪肝剁碎。

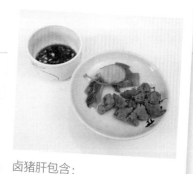

卤猪肝包含：

蛋白质 11g、碳水化合物 3g、脂肪 7g、热量 119kcal。

75. 茄汁巴沙鱼　240g，30分钟

类型　软食。

食材　去皮番茄 100g、巴沙鱼 75g、去皮去芯菠萝 30g、去皮洋葱 15g、蛋清 20g；调料：橄榄油 5g、料酒 5ml、盐 1g、番茄汁 10ml、淀粉 5g。

做法

（1）巴沙鱼洗净，切片，用蛋清和淀粉腌制 10 分钟。

（2）番茄洗净，表面划两道，泡热水，撕掉外皮，切丁；菠萝切丁；洋葱去皮，切丁。

（3）不粘锅锅底刷油，小火加热。倒入番茄和洋葱翻炒，再倒入鱼片和料酒，翻炒鱼片至发白。倒入菠萝丁和番茄汁，翻炒 3 分钟。撒盐，即可食用。

营养分析　这道食谱的食材搭配有助于减轻皮肤黏膜损伤。巴沙鱼和蛋清是高蛋白食材。海产品的锌含量丰富，番茄和菠萝能够补充维生素 C，一同协助促进伤口愈合。番茄的胡萝卜素含量较高，能够帮助身体的维生素 A 合成，起到保护皮肤黏膜的作用。

提示

口腔或喉咙有疼痛感及溃疡的患者，避免使用菠萝和番茄。对海鲜过敏患者不宜食用。料酒仅在食欲差时，作为丰富食材口味采用。

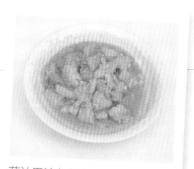

茄汁巴沙鱼包含：
蛋白质 16g、碳水化合物 16g、脂肪 10g、热量 221kcal。

76. 土豆银鱼小丸子 73g，30分钟

类型 软食。

食材 去皮土豆 50g、银鱼 10g、柠檬 10g、海苔 3g；调料：植物油 5g、盐 1g、淀粉 10g。

做法

（1）银鱼洗净，剁碎；土豆洗净去皮，切块；海苔撕碎。淀粉用 50ml 温水勾芡。

（2）土豆用蒸锅蒸 20 分钟，捣成泥。土豆泥和银鱼混合，放盐，捏成丸子。

（3）不粘锅锅底刷油，放入丸子，两面煎至金黄，倒入勾芡好的淀粉，焖煎 3 分钟。在丸子上撒海苔，即可食用。

营养分析 银鱼口味鲜美，没有腥味，风味独特。同时也是高钙食物，富含优质蛋白质，以及有多种有益于肌肉增长的氨基酸。肌肉丢失是患者出现的营养不良症状之一，因此维持肌肉重量，对维持患者体力和提高免疫力十分重要。

提示 本食谱脂肪含量较高，肝胆胰术后患者需要在医生密切指导下应用。对海鲜过敏患者不宜食用。

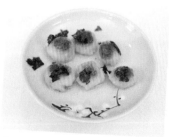

土豆银鱼小丸子包含：

蛋白质 5g、碳水化合物 15g、脂肪 6g、热量 134kcal。

77. 姜黄鹰嘴豆

140g，60分钟

类型 泥状软食。

食材 鹰嘴豆（干）20g、去壳去线虾仁 50g、去皮去瓤南瓜块 30g、去皮洋葱 10g、椰浆 30ml；调料：椰子油 5g、姜黄粉 5g、盐 1g。

做法

（1）鹰嘴豆洗净，提前用温水浸泡 30 分钟。洋葱剥皮，切丁；虾仁去壳去线。

（2）放椰子油，倒水加热，用勺子按压至透明。放入洋葱丁炒香。放入虾仁、南瓜、鹰嘴豆和椰浆翻炒。放入姜黄粉拌匀，加水煮沸，转至小火煮 30 分钟。放盐，用搅拌机打成泥，即可食用。

营养分析 姜黄粉中的姜黄素含量很高，具有抗氧化作用，有抑制肿瘤发展的效果，有利于修复细胞 DNA。椰子油含有中长链脂肪酸，容易吸收，能量转换较快，代谢负担较低，是适合脂肪代谢异常患者的烹饪油。

> **提示**
>
> 　　本食谱脂肪含量高，肝胆胰术后患者需要在医生密切的指导下应用。
>
> 　　对于含高膳食纤维的食谱，胃部、肠道肿瘤患者少食；若患者有明显腹泻、腹胀、早饱等消化道症状，不建议食用。肠胃不适的患者避免用姜黄粉等辛辣刺激调料。对海鲜过敏的患者不适宜食用。

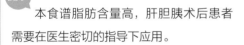

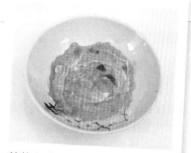

姜黄鹰嘴豆包含：

蛋白质 13g、碳水化合物 14g、脂肪 13g、热量 225kcal。

78. 干贝白菜心滑蛋　　　170g，45分钟

类型　软食。

食材　干贝 20g、白菜心 100g、鸡蛋（1个）50g；调料：橄榄油 5g、枸杞 3g、盐 1g。

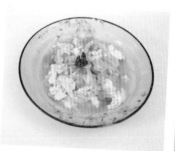

做法

（1）干贝洗净，提前 30 分钟泡发，沥干。白菜心洗净，切细丝；鸡蛋打散。

（2）不粘锅锅底刷油，中火加热，放入白菜丝翻炒，然后倒入干贝、枸杞和清水。盖着盖子小火焖 10 分钟。

（3）倒入蛋液，盖上盖子焖 3 分钟，放盐，即可食用。

营养分析　干贝味道鲜美，含有丰富的牛磺酸、肌苷酸、维生素 B_2 以及锌。肌苷酸是干贝具有独特风味的原因之一，并且能够促进患者的白细胞及血小板增长。另外，为了避免细菌感染，蛋液一定要焖熟，不要一味贪图鸡蛋的嫩滑而未等蛋液凝固就食用。

提示
　　本食谱脂肪含量较高，肝胆胰术后患者需要在医生密切指导下应用。对海鲜过敏患者不宜食用。

干贝白菜心滑蛋包含：
蛋白质 20g、碳水化合物 8g、脂肪 10g、热量 201kcal。

79. 弹牙藕圆

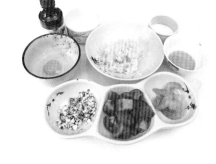

315g，30分钟

(类型) 软食。

(食材) 去皮莲藕 100g、去壳去线虾仁 50g、鸡蛋（1个）50g、花菇 15g、番茄 100g；调料：橄榄油 5g、番茄酱 10ml、淀粉 5g、盐 1g。

(做法)

（1）莲藕洗净，去皮，擦丝，按压，挤出藕汁。虾仁洗净，去线，切碎；蛋液打散；花菇洗净，切丁；番茄洗净，在表面划两道，用温水浸泡，去皮，切丁。

（2）莲藕、虾仁和花菇丁混合，倒入淀粉和盐，捏成丸子。

（3）不粘锅锅底放油，放丸子，盖上盖子小火加热。等丸子煎至金黄，焖 5 分钟取出。

（4）将番茄丁翻炒出汁，之后放入番茄酱和藕汁，熬至浓稠，浇在藕圆上，即可食用。

(营养分析) 莲藕淀粉含量高，所以吃起来粉粉糯糯，配上酸酸甜甜的番茄汁，味道美味诱人；另外，莲藕含有较多的维生素 C 和钙，营养较丰富，且碳水化合物含量与其他蔬菜相比较高，可替代部分主食，因此食用莲藕时可适量减少主食量。酸甜的番茄能提升患者的食欲，同时富含番茄红素和维生素 C 等多种抗氧化物质。

(提示) 口腔或喉咙有疼痛感及溃疡的患者，避免使用番茄。对海鲜过敏者不宜食用。

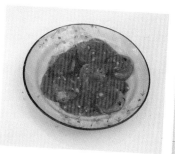

弹牙藕圆包含：
蛋白质 15g、碳水化合物 23g、脂肪 10g、热量 242kcal。

80. 苦瓜酿肉丸　　　　　　　245g，30分钟

类型　软食。

食材　苦瓜 150g、猪里脊肉 35g、鹌鹑蛋（4 个）40g、花菇 20g；调料：盐 1g、料酒 5ml、淀粉 5g。

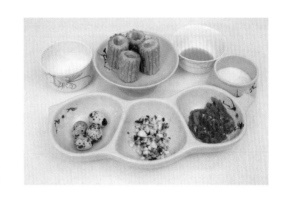

做法

（1）苦瓜洗净，去头尾，掏空中间的心，切成 3cm 厚的小段。肉馅和花菇混合剁碎，倒入盐和料酒抓匀。

（2）蒸盘刷油，把苦瓜放在蒸盘上塞入肉馅，每个上面都打一个鹌鹑蛋。蒸 20 分钟，即可食用。

营养分析　苦瓜中所含的苦瓜皂苷和苦瓜多肽 P，理论上能抑制 α 糖苷酶。苦瓜膳食纤维含量也较高，升糖指数较低，可以用来辅助降糖。另外苦瓜的维生素 C 含量较高，能提升应激状态下的免疫力。如果对苦味厌恶，可以多用一些调味料，比如低盐蚝油和低盐酱油等。

提示
　　本食谱脂肪含量较高，肝胆胰术后患者需要在医生密切指导下应用。在食欲差时，料酒可作为丰富食材口味采用。

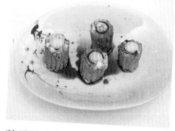

苦瓜酿肉丸包含：
蛋白质 15g、碳水化合物 9g、脂肪 11g、热量 199kcal。

81. 奶酪焗烤茄子

280g，30 分钟

类型 普食。

食材 低脂奶酪 15g、去皮长条茄子 150g、去籽黄彩椒丁 30g、牛里脊 35g、芹菜叶 20g、小番茄丁 30g；调料：橄榄油 5g、盐 1g、柠檬汁 5ml。

做法

（1）茄子洗净，切两半，挖出果肉并切丁；彩椒洗净，去籽，切丁；牛里脊肉切末；芹菜叶洗净，切碎；小番茄洗净，对半切开。

（2）不粘锅锅底刷油，放入茄子丁、彩椒丁和牛里脊肉翻炒。

（3）在茄子皮上放翻炒好的食物。把所有食材码在茄子上。微波炉高温加热 5 分钟，取出，撒奶酪碎，再烤 2 分钟。即可食用。

营养分析 微波炉用于烹饪简单又营养，既能保留食材原有的味道，加上芝士后口感层叠丰富，又能满足患者对热量的高需求。在这道食谱中用的是低脂芝士，主要是牛乳制成，在加热后呈现拉丝状态，味道香浓美味。芝士是营养素高度浓缩来源，蛋白质、钙、铁和硒的含量较高。

提示

本食谱脂肪含量较高，肝胆胰术后患者需要在医生密切指导下应用。

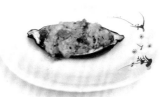

奶酪焗烤茄子包含：

蛋白质 19g、碳水化合物 26g、脂肪 8g、热量 256kcal。

82. 珍菌肉皮冻 100g，> 12 小时

类型 软食。

食材 干珍菌料（茶树菇、松茸、香菇、蛹虫草）40g、猪肉皮 60g；酱料：料酒 10ml、盐 1g、醋 10ml、亚麻籽油 5g。

做法

（1）肉皮洗净，用水煮 1 小时。把油脂刮干净，切丝。

（2）珍菌料熬汤，煮 1 小时，过滤，只留蛹虫草和汤汁。

（3）倒入料酒，用珍菌汤煮肉皮 1 小时。倒入一个干净的无油无水的碗里。盖上保鲜膜，冷藏 12 小时。蘸酱料，即可食用。

营养分析 在嗓子不适的时候，患者可以用冰凉的食物缓解疼痛。珍菌汤料可以增加食物的风味，也富含多种多糖和具有免疫活性的营养素。猪肉皮热量高，能够补充体力。蘸料味道层次丰富，能促进患者食欲。建议多余的汤汁可以冷冻，再用来炖鱼、煮粥和炖肉。

提示 本食谱脂肪含量较高，肝胆胰术后患者需要在医生密切指导下应用。料酒仅在食欲差时，作为丰富食材口味采用。

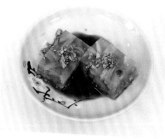

珍菌肉皮冻包含：

蛋白质 17g、碳水化合物 2g、脂肪 17g、热量 226kcal。

83. 蒸鸡肉茄盒　　290g，45分钟

类型 软食。

食材 去皮圆茄子 150g、鸡胸肉 60g、玉米粒（鲜）15g、青豆（鲜）15g；调料：玉米淀粉 5g、盐 1g、胡椒粉 1g。

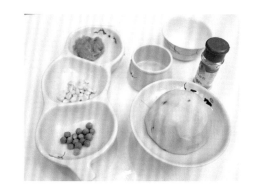

做法

（1）鸡胸肉剁碎；茄子去皮。

（2）在鸡胸肉中放盐、玉米淀粉、玉米粒和青豆抓匀，腌制 20 分钟。

（3）茄子切 5cm 厚片，再在厚片中切一刀，不要切断。茄子表面擦盐，静置 5 分钟，析出水分。用刀尖在茄片两面各划两道浅浅的口子。在茄子里放入肉馅。上蒸锅蒸 15 分钟。即可食用。

营养分析 蒸比煎炒、炸烤更加健康，食物自身的味道也能被保存得更加完整。蒸的温度低能够保留更多营养，而且蒸的食用油更少，口味清淡。鸡肉富含优质蛋白质，青豆是蛋白质含量较高的蔬菜，茄子富含芦丁，理论上能够保护微血管，提高身体免疫力。

提示
　　肠胃不适的患者避免用胡椒粉等辛辣刺激调料。

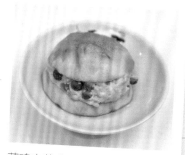

蒸鸡肉茄盒包含：
蛋白质 20g、碳水化合物 33g、脂肪 6g、热量 266kcal。

84. 鱼羊鲜豆腐羹

250g，30分钟

类型 半流食。

食材 龙利鱼片50g、羊肉片50g、内酯豆腐100g、蟹味菇50g；调料：橄榄油5g、盐1g、玉米淀粉5g、葱花5g、姜片5g。

做法

（1）内酯豆腐切成2cm的方块；龙利鱼洗净切片；蟹味菇洗净切丁；羊肉片洗净，切碎；姜切片。

（2）把水烧开倒入内酯豆腐，煮3分钟，捞出沥干。

（3）不粘锅锅底上刷油，中火加热，倒入龙利鱼和羊肉片翻炒3分钟。倒水烧开，放姜片、内酯豆腐和蟹味菇，小火慢炖15分钟。放玉米淀粉，煮5分钟收汁，撒盐和葱花。即可食用。

营养分析 这道半流食保留了鱼肉和羊肉原有的嫩滑与醇香，色香味俱全。患者在享受食物本真清香与鲜美的同时，保证了优质蛋白、不饱和脂肪酸、膳食纤维以及铁、锌等微量元素的摄入。另外，羊肉含有极高量的左旋肉碱，帮助提升患者的身体力量。

提示 本食谱脂肪含量较高，肝胆胰术后患者需要在医生密切指导下应用。对海鲜过敏患者不宜食用。

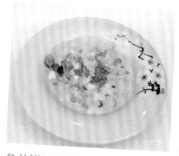

鱼羊鲜豆腐羹包含：

蛋白质20g、碳水化合物10g、脂肪12g、热量231kcal。

85. 鸡肝蘑菇炖豆腐

285g，60分钟

类型 普食。

食材 鸡肝35g、香菇（鲜）20g、内酯豆腐100g、菠菜叶100g、虫草花10g、去皮洋葱10g；调料：橄榄油5g、料酒10ml、盐1g、玉米淀粉5g、姜片5g。

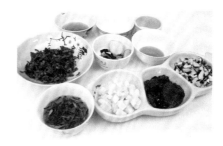

做法

（1）鸡肝洗净，用清水浸泡30分钟，切丝；香菇洗净，切丁；内酯豆腐沥干水，切成2cm的方块；菠菜叶洗净，切碎；洋葱去皮，切丁。

（2）把水烧开，倒入料酒、姜片和鸡肝，煮2分钟，沥干。把鸡肝剁成泥。

（3）不粘锅锅底刷油，倒入洋葱炒香，再放入鸡肝泥、香菇和生姜粉翻炒。倒水，水煮沸后放入豆腐和虫草花小火煮10分钟。再倒入菠菜和玉米淀粉液，煮3分钟。放盐，即可食用。

营养分析 鸡肝的营养十分丰富，其中维生素A含量十分突出，有助于维持皮肤黏膜的完整性，提高皮肤屏障免疫功能。对于放疗、化疗患者由治疗导致的黏膜损伤，维生素A具有缓解作用。同时鸡肝和豆腐也是优质蛋白质的来源。

提示

　　本食谱脂肪含量较高，肝胆胰术后患者需要在医生密切指导下应用。鸡肝需从正规商超购买。料酒仅在食欲差时，作为丰富食材口味采用。

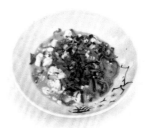

鸡肝蘑菇炖豆腐包含：
蛋白质20g、碳水化合物38g、脂肪10g、热量317kcal。

86. 魔芋香干炖鸭腿　　250g，30分钟

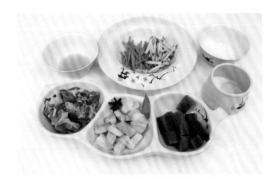

类型　软食。

食材　魔芋块 50g、去皮去骨鸭腿肉 50g、香干 50g、去皮黄瓜丝 50g、去皮胡萝卜丝 50g；调料：盐 1g、淀粉 5g、料酒 5ml、香叶 1 片、大料 1 个、姜片 5g。

做法

（1）鸭腿肉洗净，切小块；魔芋切块；香干切成 1cm 块的长条；胡萝卜和黄瓜洗净，去皮，切丝；姜切片。

（2）鸭腿肉用料酒腌制 15 分钟。

（3）冷水放鸭腿肉、姜片、大料和香叶。把水烧开，撇去浮沫。小火煮 10 分钟，再倒入魔芋和香干，煮 20 分钟，放黄瓜丝和胡萝卜丝煮 3 分钟。倒入淀粉收汁，放盐，即可食用。

营养分析　这道食谱富含优质蛋白质。像其他豆制品一样，香干含有优质蛋白质、维生素 A 以及钙、铁和镁等营养物质。豆制品在发酵后，更容易被消化，而且在发酵过程中合成的维生素 B_{12}，协助造血。但是由于是卤制食品，建议偶尔食用低钠香干。魔芋口感丝滑，并能促进排便。

提示　对于含高膳食纤维的食谱，胃部、肠道肿瘤患者少食；若患者有明显腹泻、腹胀、早饱等消化道症状，不建议食用。料酒仅在食欲差时，作为丰富食材口味采用。

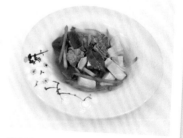

魔芋香干炖鸭腿包含：
蛋白质 22g、碳水化合物 14g、脂肪 8g、热量 218kcal。

87. 番茄蘑菇豆腐煲　　265g，30分钟

类型　软食。

食材　去皮番茄100g、菌菇（鲜）50g、内酯豆腐100g、水芹菜叶15g；调料：虾米10g、盐1g、淀粉5g、亚麻籽油5g。

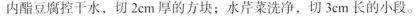

做法

（1）番茄洗净，在表皮上划两道，用热水泡15分钟，剥皮，切丁；鲜菌菇洗净，切丁；内酯豆腐控干水，切2cm厚的方块；水芹菜洗净，切3cm长的小段。

（2）不粘锅锅底刷油，小火加热，放番茄翻炒出汁，倒入洋葱、菌菇和内酯豆腐翻炒。加水，煮沸后放入芹菜，煮3分钟，放淀粉勾芡，撒盐，即可食用。

营养分析　豆腐是植物优质蛋白质来源，同时含有多种对身体有益的营养素，建议每天吃一个手掌大小（约100g）的豆腐。番茄是番茄红素、维生素C和胡萝卜素等抗氧化物质的食物来源，理论上能够减轻身体炎症反应，协助抑制肿瘤生长。这道食谱含有多种营养密度较高的时蔬，富含膳食纤维，有助于改善患者便秘。

提示

对于含高膳食纤维的食谱，胃部、肠道肿瘤患者少食；若患者有明显腹泻、腹胀、早饱等消化道症状，不建议食用。口腔或喉咙有疼痛感及溃疡的患者，避免使用番茄。

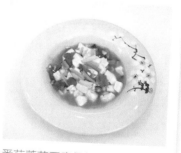

番茄蘑菇豆腐煲包含：

蛋白质12g、碳水化合物15g、脂肪11g、热量207kcal。

88. 芝士鱼肠

115g，30分钟

类型 泥状软食。

食材 去皮黑鱼鱼腩 100g、芝士 10g、蛋液 30ml；调料：淀粉 10g、盐 1g。

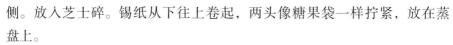

做法

（1）黑鱼去皮，剁泥，放蛋液、淀粉、盐拌匀，倒入裱花袋。

（2）裱花袋剪一个拇指粗的口子，约 2cm，挤在锡纸靠下一侧。放入芝士碎。锡纸从下往上卷起，两头像糖果袋一样拧紧，放在蒸盘上。

（3）用蒸锅蒸 25 分钟，即可食用。

营养分析 芝士配鱼，香醇美味。这道食谱食材和制作简单，符合高脂低糖的代谢需求。在满足热量需求的同时，鱼肠的肉质细腻，容易咀嚼和消化。黑鱼的蛋白质、不饱和脂肪酸、维生素 E、维生素 A 和钙含量十分突出，可以增强患者对放疗、化疗的耐受度。

提示

本食谱脂肪含量较高，肝胆胰术后患者需要在医生密切指导下应用。对海鲜过敏患者不宜食用。

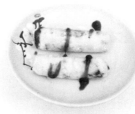

芝士鱼肠包含：

蛋白质 24g、碳水化合物 11g、脂肪 8g、热量 212kcal。

89. 蒸冬瓜肉末

215g，30分钟

类型 软食。

食材 去皮冬瓜 150g、猪里脊肉 35g、去壳去线虾仁 30g；调料：姜末 5g、蒸鱼豉汁 10ml。

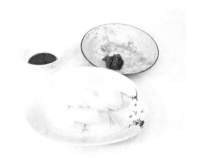

做法

（1）冬瓜洗净，去皮，切薄片；猪里脊肉剁碎；虾仁去壳去线。

（2）肉末和姜末混合。在蒸盘里码上冬瓜，撒上肉末和虾仁，淋蒸鱼豉汁，蒸 15 分钟，即可食用。

营养分析 薄嫩的冬瓜遇上肉末，不油不腻，顺滑可口，是绝佳的食材组合。冬瓜容易咀嚼和消化，并且没有特殊异味，容易被患者接受。这道食谱保留了食物本身的鲜味和维生素 C 等营养素，色泽诱人，是一道营养美味的配餐。

提示

本食谱脂肪含量较高，肝胆胰术后患者需要在医生密切指导下应用。

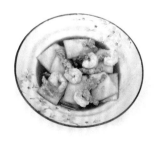

蒸冬瓜肉末包含：

蛋白质 11g、碳水化合物 4g、脂肪 4g、热量 95kcal。

90. 日式南瓜沙拉　　　　205g，30分钟

类型　泥状软食。

食材　去皮去瓤贝贝南瓜 100g、鸡蛋（1个）50g、去皮黄瓜 30g、玉米粒（鲜）15g、熟南瓜仁 10g；调料：亚麻籽油 5g、蛋黄酱 15ml、柠檬 10g、味啉 5ml。

做法

（1）贝贝南瓜去皮去瓤切块；黄瓜洗净，去皮，切丁；鸡蛋煮熟，剥掉外壳，切两半。

（2）把南瓜、玉米和黄瓜放入碗里，加入没过食材的清水，用微波炉加热 10 分钟，再和调料一起放入料理机，打成泥。倒入蛋黄酱拌匀，撒上南瓜子，挤入柠檬汁，即可食用。

营养分析　相较于普通的南瓜品种，贝贝南瓜口感香甜、糯软，容易咀嚼，富含胡萝卜素。时蔬更适合用微波炉加热，一是加热速度快，抗氧化营养素能被更多地保留，二是微波炉是一种非电离辐射，所以不必担心会产生危害。

提示

南瓜属于高升糖指数食材，糖尿病患者需要在医生密切指导下应用。腹泻和术后恢复初期患者需要在医生密切指导下应用。

本食谱脂肪含量较高，肝胆胰术后患者需要在医生密切指导下应用。

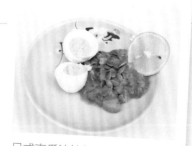

日式南瓜沙拉包含：

蛋白质 12g、碳水化合物 20g、脂肪 26g、热量 364kcal。

91. 翡翠虾仁三鲜煲

240g，30 分钟

类型 软食。

食材 去皮丝瓜 100g、玉米笋（冷冻）20g、北豆腐 50g、去壳去线虾仁 50g、蛋液 20g；调料：玉米淀粉 10g、盐 1g、葱末 5g、香叶 1 片、料酒 5ml。

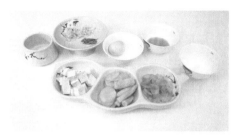

做法

（1）虾仁去壳去线，剁碎；豆腐，沥干水分；丝瓜去皮，切块；玉米笋解冻，切小段。

（2）虾泥、豆腐、蛋液、淀粉和葱末搅拌成泥，捏成丸子。

（3）放香叶和料酒，把水烧开。转至小火并倒入所有食材，煮 15 分钟。放盐，即可食用。

营养分析 这道汤羹烹饪步骤简单，是典型的高蛋白质低碳水化合物食谱，符合患者的代谢需求。丸子容易消化，非常适合发热、身体虚弱和胃肠不适的患者食用。处理丸子时要注意把食材剁得细腻，更加有利于咀嚼。

提示 对海鲜过敏患者不宜食用。根据患者消化能力决定食材大小，消化能力较差患者，食材切碎。

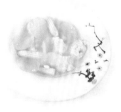

翡翠虾仁三鲜煲包含：
蛋白质 13g、碳水化合物 7g、脂肪 5g、热量 123kcal。

92. 焗烤虾仁时蔬   290g，30分钟

类型 普食。

食材 去籽彩椒 30g、去皮黄瓜 20g、口蘑（鲜）30g、去皮去芯菠萝 30g、去壳去线虾仁 30g、小番茄 20g、低脂芝士 20g；调料：盐 1g、橄榄油 5g、番茄酱 5ml。

做法

（1）彩椒、黄瓜、菠萝和口蘑洗净，去皮，切丁；虾仁洗净去壳去线；小番茄切对半。

（2）冷锅锅底刷油，放时蔬和虾仁炒熟，放番茄酱和盐。取出备用。

（3）放入微波炉烤 5 分钟，取出，撒上芝士，再烤 2 分钟，即可食用。

营养分析 芝士是高热量食材，能满足患者的高能量需求，协助维持体重。体重丢失会影响患者的治疗效果，甚至中断治疗。因此，适量食用患者喜爱的高热能食物，能有助于患者改善身体状况。同时选择多种味道酸甜，颜色丰富的食材，能帮助摄入多种抗氧化营养素，有助于患者伤口愈合和机体功能恢复。

提示

本食谱脂肪含量较高，肝胆胰术后患者需要在医生密切指导下应用。对海鲜过敏患者不宜食用。口腔或喉咙有疼痛感及溃疡的患者，避免使用番茄和菠萝。

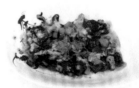

焗烤虾仁时蔬包含：
蛋白质 10g、碳水化合物 13g、脂肪 9g、热量 175kcal。

93. 芋头豆奶豌豆浓汤

365g，30分钟

类型 半流食。

食材 去皮豌豆（鲜）35g、去皮芋头70g、西蓝花50g、原味豆奶200ml、核桃仁10g；调料：盐1g。

做法

（1）芋头洗净，用水煮10分钟，剥皮。西蓝花洗净，切碎。

（2）把水烧开，倒入芋头和豌豆煮15分钟。当筷子能轻松插入芋头时，放西蓝花，煮5分钟，沥干。

（3）把芋头、豌豆、西蓝花、核桃仁和原味豆奶倒入料理机，放盐充分打匀，即可食用。

营养分析 传统的浓汤用牛奶制作，但是有些患者容易因为奶味产生恶心、胃灼热症状，并且乳糖不耐受，因此可以用豆奶代替牛奶。同时豆奶也是优质蛋白质的食物来源。根据《恶性肿瘤患者膳食指导》，核桃是维生素E的优质食物来源，西蓝花富含β-类胡萝卜素，具有抗氧化功效。

提示 对于含高膳食纤维的食谱，胃部、肠道肿瘤患者少食；若患者有明显腹泻、腹胀、早饱等消化道症状，不建议食用。

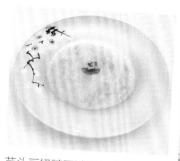

芋头豆奶豌豆浓汤包含：
蛋白质11g、碳水化合物24g、脂肪9g、热量217kcal。

94. 腐竹皮蒸肉

70g，60分钟

类型 普食。

食材 豆腐皮（干）30g、猪里脊肉30g、香菇（干）10g；调料：料酒5ml、亚麻籽油5g、醋10ml、淀粉2g、盐1g、蒜末5g。

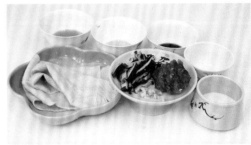

做法

（1）干腐竹温水泡15分钟；猪里脊肉剁碎；干香菇温水泡发30分钟，切条。

（2）猪里脊肉和调料混合。把泡软后的腐竹皮小心展开，从一边码上肉馅和香菇条，向上卷，放到整盘里。

（3）蒸锅蒸30分钟，浇上醋汁，即可食用。

营养分析 食欲较差对于肿瘤患者是营养不良的危险因素，因此需要通过药物和膳食干预促进食欲。一方面可以请医生开具促进食欲的药物，另一方面可改变食物的形态，并且膳食中增加一些富含维生素 B_1 的食物，如猪肉。维生素 B_1 能够促进肠胃蠕动，增加食欲，也可在食物中添加醋汁以促进食欲。

提示 本食谱脂肪含量较高，肝胆胰术后患者需要在医生密切指导下应用。

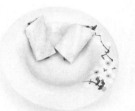

腐竹皮蒸肉包含：

蛋白质23g、碳水化合物12g、脂肪14g、热量268kcal。

95. 番茄腐竹烧豆腐

215g，30 分钟

类型 普食。

食材 去皮番茄 100g、腐竹（干）20g、茶树菇（干）15g、老豆腐 80g；调料：橄榄油 5g、盐 1g、番茄酱 10ml、玉米淀粉 10g。

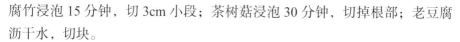

做法

（1）番茄洗净，在表皮上划两道，用热水泡 15 分钟，剥皮，切丁；腐竹浸泡 15 分钟，切 3cm 小段；茶树菇浸泡 30 分钟，切掉根部；老豆腐沥干水，切块。

（2）不粘锅锅底刷油，倒入番茄炒至出汁，放番茄酱、茶树菇和豆腐翻炒 2 分钟。倒入热水，煮沸后，放腐竹煮 10 分钟。放玉米淀粉，至汤汁浓稠。放盐，即可食用。

营养分析 茶树菇的营养较为丰富，富含多种必需氨基酸和葡聚糖。从茶树菇中所提取的田头菇多糖，理论上具有抗肿瘤的作用，能够抑制癌细胞的生长，增强免疫调节。另外，茶树菇还富含多种抗氧化物质，比如吲哚衍生物，对自由基清除能够起到一定作用。菌菇类食物的蛋白质和多糖物质都较为丰富，适合康复期食用。

提示 肝胆胰术后患者可以使用中长链脂肪酸食用油（含有椰子油的调和油）替代传统烹饪油。口腔或喉咙有疼痛感及溃疡的患者，避免使用番茄。

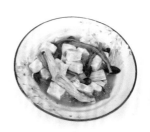

番茄腐竹烧豆腐包含：
蛋白质 29g、碳水化合物 19g、脂肪 16g、热量 331kcal。

96. 自制酱汁拌三丝

150g，15分钟

类型 普食。

食材 紫甘蓝 50g、水发木耳 50g、去皮胡萝卜 50g；调料：醋 5ml、酱油 10ml、亚麻籽油 3g、葱末姜末 5g、白砂糖 2g。

做法

（1）紫甘蓝、木耳、胡萝卜洗净，去皮，切丝。

（2）木耳和胡萝卜焯水 4 分钟。倒上酱汁，所有食材拌匀，即可食用。

营养分析 醋酸促进胃液分泌。食欲缺乏的患者可以用少量的醋调味，丰富食物的味道。肿瘤患者免疫力较低，需要尽量焯水和去皮，降低细菌感染风险。紫甘蓝掉色是因为含有花青素，是一种抗氧化物质，能够帮助患者清除体内的自由基，减轻炎症反应。

提示 对于含高膳食纤维的食谱，胃部、肠道肿瘤患者少食；若患者有明显腹泻、腹胀、早饱等消化道症状，不建议食用。

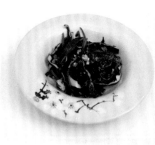

自制酱汁拌三丝包含：
蛋白质 2g、碳水化合物 13g、脂肪 4g、热量 95kcal。

97. 玉子豆腐酿肉丸 135g，30分钟

类型 软食。

食材 玉子豆腐 100g、猪里脊肉 35g；调料：盐 1g、料酒 5ml、蒸鱼豉汁 10ml、淀粉 5g。

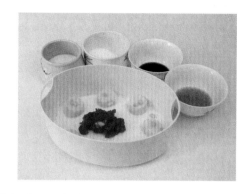

做法

（1）猪里脊肉剁碎；玉子豆腐切 3 cm 厚的圆块。

（2）猪里脊肉、料酒、淀粉和盐混合，捏成丸子。在每个玉子豆腐上放肉丸。淋蒸鱼豉汁，用蒸锅蒸 15 分钟。

营养分析 鲜嫩丝滑的玉子豆腐以鸡蛋为原料制作，不含任何大豆成分，适合对大豆过敏的患者。玉子豆腐含有钙、镁和维生素 E。同时，肉丸也是容易咀嚼和消化的食物。对于发热、食欲缺乏、咀嚼困难的患者，高蛋白的玉子豆腐肉丸可以改善患者的不适。

提示

本食谱脂肪含量较高，肝胆胰术后患者需要在医生密切指导下应用。

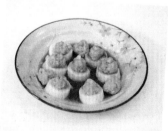

玉子豆腐酿肉丸包含：

蛋白质 11g、碳水化合物 6g、脂肪 6g、热量 124kcal。

98. 微波炉蒸鲈鱼（2 人份）　　　　220g，30 分钟

类型　普食。

食材　去头尾无内脏鲈鱼 200g、蛋液 20ml；调料：玉米淀粉 5g、葱段 10g、姜片 10g、料酒 10ml、蒸鱼豉汁 10ml、柠檬汁 5ml。

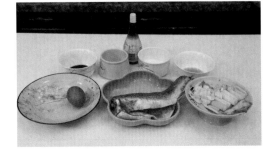

做法

（1）鲈鱼洗净，去头尾，掏空内脏。在鲈鱼的上下表面各划两道。将蛋液、料酒和淀粉涂抹均匀，并倒上柠檬汁，腌制 10 分钟。在蒸盘上和鱼的内部铺上姜片和葱段。

（2）用微波炉蒸 8 分钟，倒出汁液。淋上蒸鱼豉汁，即可食用。

营养分析　鲈鱼肉质鲜美，刺少，营养丰富，能够补充优质蛋白质、ω-3 不饱和脂肪酸和膳食中容易缺乏的维生素 D。蛋白质对于维持肌肉的重量和促进患者康复十分重要。ω-3 不饱和脂肪酸能够减轻身体的炎症，促进食欲。维生素有助于调节情绪，缓解焦虑。这道蒸鱼制作简单，建议患者一周吃 1~2 次。

提示
　　本食谱脂肪含量较高，肝胆胰术后患者需要在医生密切指导下应用。对海鲜过敏患者不宜食用。料酒仅在食欲差时，作为丰富食材口味采用。

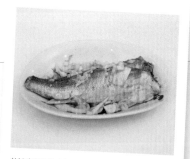

微波炉蒸鲈鱼包含：

蛋白质 40g、碳水化合物 6g、脂肪 11g、热量 285kcal。

99. 番茄肉末烧毛豆

180g，30 分钟

类型 普食。

食材 去皮番茄 100g、牛里脊肉 50g、去皮豌豆（鲜）30g；调料：盐 1g、橄榄油 5g、番茄酱 5ml。

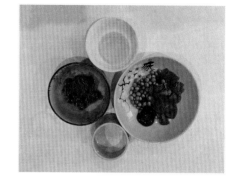

做法

（1）番茄洗净，在表皮上划两道，用热水泡 15 分钟，剥皮，切丁；牛里脊肉剁碎。

（2）不粘锅锅底刷油，倒入番茄，翻炒出汁。倒入肉末和毛豆继续翻炒至肉发白。倒入番茄酱，炒匀，加水，煮沸。转至小火炖 15 分钟，等至浓稠后，放盐。即可食用。

营养分析 青豆是蛋白质含量高的蔬菜，同时膳食纤维含量极高，有助于改善便秘。牛里脊肉是优质蛋白质的食物来源，并且富含肌氨酸，可以提升肌肉重量，改善虚弱。这道食谱含较高的脂肪、蛋白质以及低碳水化合物，能够帮助身体恢复，减慢肿瘤生长，是荷瘤和恢复期间推荐的膳食。

> **提示**
> 口腔或喉咙有疼痛感及溃疡的患者，避免使用番茄。本食谱脂肪含量较高，肝胆胰术后患者需要在医生密切指导下应用。

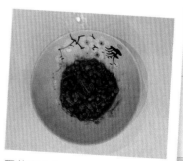

番茄肉末烧毛豆包含：
蛋白质 15g、碳水化合物 12g、脂肪 7g、热量 169kcal。

167

100. 亚麻籽油干贝蛋羹　　　　　　150g，30 分钟

类型　软食。

食材　干贝 20g、油菜叶 30g、鸡蛋（2 个）100g；调料：亚麻籽油 5g、盐 1g。

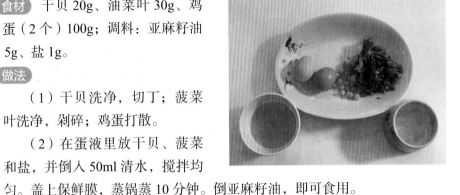

做法

（1）干贝洗净，切丁；菠菜叶洗净，剁碎；鸡蛋打散。

（2）在蛋液里放干贝、菠菜和盐，并倒入 50ml 清水，搅拌均匀。盖上保鲜膜，蒸锅蒸 10 分钟。倒亚麻籽油，即可食用。

营养分析　这道食谱富含蛋白质、维生素 C 和锌，能够有助于患者伤口愈合。亚麻籽油是烹饪油中较为健康的选择。亚麻籽油富含亚麻酸，一种不饱和脂肪酸，有助于降低身体炎症反应，并且低温加热能较大程度保留食物的营养价值，适合肿瘤患者食用。

提示

本食谱脂肪含量较高，肝胆胰术后患者需要在医生密切指导下应用。对海鲜过敏患者不宜食用。

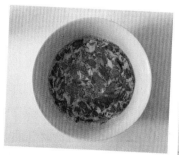

亚麻籽油干贝蛋羹包含：
蛋白质 25g、碳水化合物 5g、脂肪 14g、热量 246kcal。

101. 椰香姜黄烧鸡（2人份） 300g，30分钟

类型 软食。

食材 椰浆 25g、鸡胸肉 100g、荷兰豆 50g、去皮胡萝卜 50g、去皮土豆 50g、去皮洋葱 25g；调料：姜黄粉 5g、盐 3g、椰子油 10g、柠檬汁 5g。

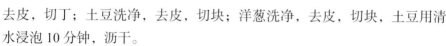

做法

（1）鸡胸肉洗净，切块；荷兰豆洗净，切段；胡萝卜洗净，去皮，切丁；土豆洗净，去皮，切块；洋葱洗净，去皮，切块，土豆用清水浸泡 10 分钟，沥干。

（2）锅里倒少量水加热，倒椰子油。融化后放入土豆、胡萝卜和洋葱，煮 15 分钟。倒入鸡胸肉和荷兰豆，煮 5 分钟。放姜黄粉和盐，搅拌，出锅。挤入柠檬汁，即可食用。

营养分析 姜黄素是一种生物活性较强的抗氧化营养素，具有抗炎效果。在膳食中适量加入天然姜黄素具有保健效果，并且能改善食物的风味。椰子油主要成分为中链脂肪酸，更适合肝胆胰腺患者食用。土豆是更健康的主食选择，因此食用土豆时要适量减少其他主食摄入。

提示
　　本食谱脂肪含量较高，肝胆胰术后患者需要在医生密切指导下应用。肠胃不适的患者避免用姜黄素等辛辣刺激调料。

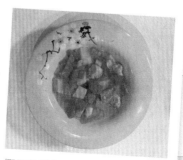

椰香姜黄烧鸡包含：

蛋白质 23g、碳水化合物 22g、脂肪 20g、热量 361kcal。

102. 牛奶炒蛋配时蔬

550g，30 分钟

类型 软食。

食材

全脂牛奶炒蛋：全脂牛奶250ml、鸡蛋（2个）100g、盐1g、橄榄油5g；

微波炉烤时蔬：去籽彩椒50g、菜花50g、去皮胡萝卜50g、荷兰豆50g、柠檬汁5g、盐0.5g。

做法

全脂牛奶炒蛋：

（1）鸡蛋打散，并和牛奶混合均匀。

（2）不粘锅锅底刷油，小火加热，倒入混合的牛奶蛋液。开始凝固后翻炒至完全凝固，放盐，关火。

微波炉烤时蔬：

所有蔬菜洗净，切小块。倒入碗里，加入没过蔬菜的清水，用微波炉加热7分钟。控干水分，放柠檬汁和盐，搅拌，即可食用。

营养分析 丰富食物摄入的种类，能够保证膳食营养均衡，营养素全面是一种有效的抗癌饮食方法。这道食谱用微波炉烹饪多种时蔬，能够有效保留食物的抗氧化营养素，并且降低饱和脂肪酸摄入，是适合肿瘤患者的膳食。

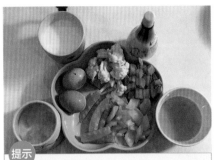

提示

对于含高膳食纤维的食谱，胃部、肠道肿瘤患者少食；若患者有明显腹泻、腹胀、早饱等消化道症状，不建议食用。本食谱脂肪含量较高，可换成脱脂牛奶，肝胆胰术后患者需要在医生密切指导下应用。乳糖不耐受患者，可以用舒化奶代替。

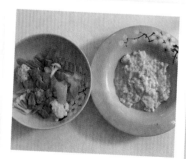

牛奶炒蛋配时蔬包含：

蛋白质24g、碳水化合物23g、脂肪22g、热量390kcal。

·············· 第七节 ··············

点心小食

103. 牛油果烤蛋配酸奶水果沙拉　　395g，20 分钟

类型 软食。

食材

牛油果烤蛋：牛油果 80g、鹌鹑蛋（2 个）20g、低盐培根 15g、低脂芝士 5g；

酸奶水果沙拉：去皮猕猴桃 75g、草莓 50g、去皮橙子 50g、无蔗糖酸奶 100ml。

做法

牛油果烤蛋：

（1）牛油果切开，用勺子挖出核。在洞里放入一半低盐培根，打入两个鹌鹑蛋。

（2）在表面上铺上低脂芝士和剩余的低盐培根，放入微波炉烤 5 分钟。

酸奶水果沙拉：

（1）所有水果洗净，去皮，切块。

（2）倒入酸奶，拌匀，即可食用。

营养分析 牛油果的醇香绵密配上清新酸甜的酸奶，口感清甜。牛油果的营养价值较高，是健康油脂的食物来源，并且富含膳食纤维、钾以及维生素 A、维生素 C、维生素 E 和维生素 K 等，还有叶酸和叶黄素。牛油果中的油酸具有抗炎的作用，并且能够提升身体的免疫力。新鲜的水果富含抗氧化营养素，同时酸奶中的益生菌能改善肠道环境。

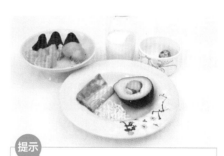

提示 本食谱脂肪含量较高，肝胆胰术后患者需要在医生密切指导下应用。建议选择低盐培根，并仅在食欲差时，作为丰富食材口味采用。

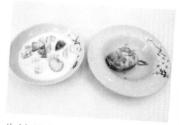

牛油果烤蛋配酸奶水果沙拉包含：

蛋白质 11g、碳水化合物 32g、脂肪 30g、热量 350kcal。

104. 香蕉豆乳布丁 208g，4 小时

类型 半流食。

食材 去皮熟香蕉 50g、豆乳 150g、吉利丁粉 8g。

做法

熟香蕉捻成泥，抹在容器底部。豆乳和吉利丁粉混合，加热至微沸。滤网架在容器上，加热好的豆乳通过滤网倒入。盖上保鲜膜，冷藏 4 小时，即可食用。

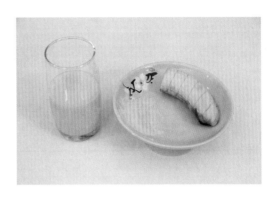

营养分析 对于乳糖不耐受及排斥奶味的患者，可以用豆乳替代传统乳制品。豆腐蛋白质含量相当高，并且一般产品中都添加了钙质。香蕉是色氨酸和维生素 B_6 的重要来源，能够帮助大脑制造血清素，有助于情绪调节。建议选择熟香蕉，否则容易造成便秘。

提示
糖尿病患者需要在医生密切指导下食用。

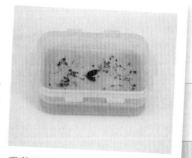

香蕉豆乳布丁包含：
蛋白质 16g、碳水化合物 14g、脂肪 5g、热量 167kcal。

105. 酸奶蛋糕配酸奶奶昔（2人份） 465g，60分钟

类型 软食。

食材

酸奶蛋糕：黏米粉 50g、鸡蛋（2个）100g、酸奶 50ml、玉米油 5g、赤藓糖醇 10g；

酸奶奶昔：去皮红心火龙果 100g、无蔗糖酸奶 150ml。

做法

酸奶蛋糕：

（1）鸡蛋的蛋黄和蛋白分离，分别倒入两个大碗里。

（2）在有蛋黄的碗里，倒入黏米粉、玉米油和酸奶，搅拌均匀。

（3）在有蛋白的碗里，分3次加入糖。加第一次糖，打发到有泡沫；加第二次糖，打发至泡沫浓密；加第三次糖，打发至泡沫坚硬。

（4）把打发好的蛋白倒入蛋黄里，从下往上翻盘均匀。蒸碗刷一层薄油，倒入混合好的蛋糕液，包上保鲜膜，蒸30分钟。

（5）稍微放凉后，脱膜，切对半，即可食用。

酸奶奶昔：

红心火龙果挖出果肉，和无蔗糖酸奶用料理机混合搅拌均匀，即可食用。

营养分析 蒸蛋糕操作简单且加热温度低，更健康营养。患者感到乏力时，能量含量高的蛋糕可以补充能量，改善乏力。火龙果奶昔的酸甜口感能缓解蛋糕的腻感，并且红心火龙果富含花青素，增强抗氧化营养素摄入。火龙果可以用其他水果替代，如猕猴桃、橙子、芒果和蓝莓等。

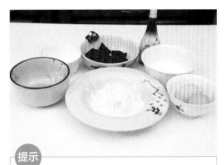

提示 糖尿病患者需要在医生密切指导下应用。本食谱脂肪含量较高，肝胆胰术后患者需要在医生密切指导下应用。

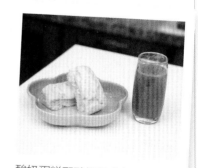

酸奶蛋糕配酸奶奶昔包含：
蛋白质 22g、碳水化合物 70g、脂肪 21g、热量 557kcal。

106. 芋头藕粉羹

130g，30 分钟

类型 半流食。

食材 去皮芋头 80g、藕粉 25g、红糖 10g、桂花 5g、去核红枣 10g。

做法

（1）芋头煮熟，剥皮，切块。

（2）重新倒水，倒入芋头，煮 15 分钟。倒入藕粉、红糖和红枣，并搅拌，撒上桂花，即可食用。

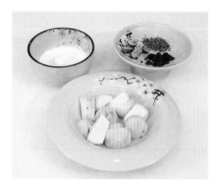

营养分析 这道食谱口感甜蜜绵绸，热量丰富。很多患者喜欢香甜糯软的芋头，并且芋头含有较高的钙、铁和镁。不过由于芋头含较多淀粉，吃芋头的时候，主食需要减量。藕粉的维生素和矿物质种类比较齐全，是营养及能量较为丰富的食品。

提示
腹泻及糖尿病患者需要在医生密切指导下应用。食欲不佳患者，可加少量红糖调味。

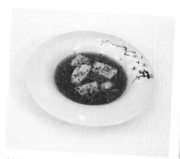

芋头藕粉羹包含：

蛋白质 1g、碳水化合物 46g、脂肪 0g、热量 191kcal。

107. 木瓜奶冻

160g，6 小时

类型 软食。

食材 去瓤木瓜 200g、全脂牛奶 50ml、吉利丁粉 5g、白砂糖 5g。

做法

（1）木瓜洗净，对切一半，挖出籽。

（2）牛奶、吉利丁粉和糖搅拌混合，倒入锅里加热至冒泡。倒入木瓜里，盖上保鲜膜，冷藏 6 小时。

（3）将木瓜切开，即可食用。

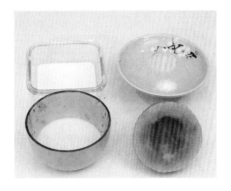

营养分析 这道创意高蛋白木瓜奶冻，口感香甜丝滑，并且营养丰富。木瓜有助于缓解胀气，并且富含胡萝卜素，是有益于肿瘤患者的抗氧化物质。并且制作简单，可以每次多准备一些并冷藏，在嗓子疼或者乏力的时候及时食用。

提示

乳糖不耐受患者，可以用舒化奶代替。白砂糖仅在食欲差时，作为丰富食材口味采用。

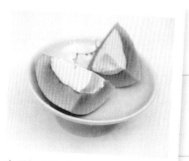

木瓜奶冻包含：

蛋白质 7g、碳水化合物 21g、脂肪 2g、热量 130kcal。

108. 桃胶皂角米酸奶羹

283g，12小时

类型 半流食。

食材 桃胶 30g、皂角米 20g、蛋清 20g、低脂酸奶 200ml、冰糖 10g、柠檬汁 3g。

做法

（1）把桃胶和皂角米用清水浸泡 24 小时，中途至少换 3 次水。泡好后，捞出，沥干。

（2）冷水放入桃胶和皂角米，大火煮沸，转至小火慢炖 2 小时，放入冰糖和柠檬汁，继续煮 10 分钟。

（3）倒入蛋清，用筷子搅拌打散。

（4）煮好的食物过滤，只留食物，酸奶搅拌。

营养分析 蛋白液和低脂酸奶都是优质蛋白质的食物来源，蛋白质含量高，并且容易被人体利用和吸收。同时这两种食材适合胆汁分泌不足的患者食用，脂肪含量较低。桃胶和皂角米富含可溶性膳食纤维，能够保护患者的肠道健康，增强免疫力。

> **提示**
> 腹泻及糖尿病患者需要在医生密切指导下应用。食欲不佳患者，可加少量冰糖调味。

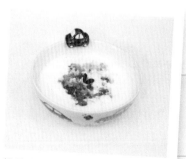

桃胶皂角米酸奶羹包含：
蛋白质 12g、碳水化合物 56g、脂肪 5g、热量 318kcal。

109. 红薯蛋花甜水

120g，30分钟

类型 半流食。

食材 生姜 5g、去皮红薯 50g、鸡蛋（1个）50g、桂圆（干）10g、去核红枣 5g。

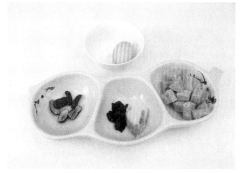

做法

（1）红薯洗净，去皮，切小块；生姜洗净，切薄片；鸡蛋打散。

（2）除了蛋液，所有食材煮 30 分钟。打入蛋液，煮 3 分钟。即可食用。

营养分析 口干是肿瘤患者常见的并发症，因此适当增加饮水是有效改善口干的方式。饮用健康的甜品能让患者口腔保持湿润，也能增加热量摄入。像本食谱的红薯蛋花甜水，即利用食物本身的甜度增加食谱风味，并且蛋花能增加本食谱中的能量和蛋白质含量。

提示
对于含高膳食纤维的食谱，胃部、肠道肿瘤患者少食；若患者有明显腹泻、腹胀、早饱等消化道症状，不建议食用。食欲不佳患者，可加少量桂圆干和红枣调味。

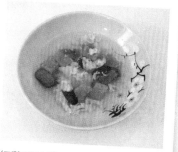

红薯蛋花甜水包含：

蛋白质 8g、碳水化合物 22g、脂肪 4g、热量 160kcal。

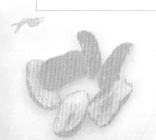

110. 豆沙米糕

70g，3.5 小时

类型 泥状软食。

食材 自制红豆沙 20g、小米 30g、桂花 5g、去核红枣 10g、葡萄干 5g；调料：橄榄油 2g。

做法

（1）小米提前 3 小时用温水浸泡，然后用擀面杖压碎。把红豆沙、葡萄干和红枣混合。

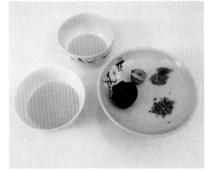

（2）蒸碗刷油，铺上小米，再铺上红豆沙，再铺上小米。蒸 30 分钟。放桂花，即可食用。

营养分析 小米是更营养的主食选择，钙、磷、维生素 B_1、维生素 B_{12}、胡萝卜素含量较高。豆沙米糕加上桂花的香气，豆沙和葡萄干的甜蜜，热量高，在食用时候要适量减少主食的摄入，避免血糖波动过大。

提示

糖尿病患者需要在医生密切指导下应用。

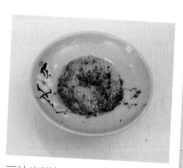

豆沙米糕包含：

蛋白质 4g、碳水化合物 38g、脂肪 2g、热量 184kcal。

111. 山药苹果藕粉羹

125g，15分钟

类型 半流食。

食材 去皮山药 50g、去皮去核苹果 50g、藕粉 25g。

做法

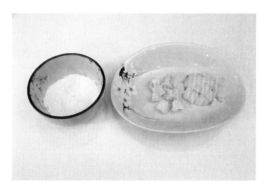

（1）山药和苹果洗净，去皮，切块。山药和苹果倒入碗里，加入没过食材的清水，加热 8 分钟。放入料理机中打碎。

（2）藕粉用热水冲调至无干粉状。所有食材混合，即可食用。

营养分析 大部分藕粉中会加强营养，比如铁、维生素 B_{12}、钙和维生素 D，如果患者营养摄入不足，尤其是消化道出血后，如已开始恢复经口进食推荐从食用藕粉开始。藕中的单宁酸还具有收缩血管的作用，能够帮助促进止血。在购买的时候尽量选择添加糖更少、营养更丰富的产品。

提示 腹泻及糖尿病患者需要在医生密切指导下应用。

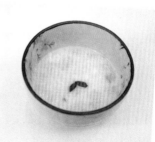

山药苹果藕粉羹包含：
蛋白质 1g、碳水化合物 36g、脂肪 1g、热量 159kcal。

112. 红糖姜汁撞奶

275g，30分钟

（类型） 流食。

（食材） 红糖 5g、鲜姜 20g、全脂牛奶 250ml。

（做法）

（1）鲜姜擦蓉，挤出姜汁。

（2）姜汁倒入碗底，倒入牛奶，撒上红糖，搅拌。

（3）放入微波炉，加热 2 分钟，不要打开盖子，焖 10 分钟。即可食用。

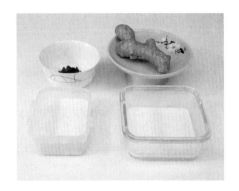

（营养分析） 牛奶是营养成分丰富的天然食品。牛奶中的营养丰富，富含钙、铁、磷和维生素 D 等，并且乳糖能促进矿物质吸收。对于喝完牛奶感到肠胃不适的人来说，稍微加热制作成甜品，能够稀释乳糖，更容易被患者接受。同时，姜汁的味道能够抵消牛奶的甜腻，并且具有止呕功效。

（提示）

本食谱脂肪含量较高，可换成脱脂牛奶，肝胆胰术后患者需要在医生密切指导下应用。乳糖不耐受患者，可以用舒化奶代替。肠胃不适的患者避免用姜等辛辣刺激调料。红糖仅在食欲差时，作为丰富食材口味采用。

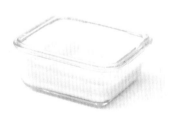

红糖姜汁撞奶包含：
蛋白质 8g、碳水化合物 14g、脂肪 8g、热量 156kcal。

113. 玉竹百合红枣银耳羹　　　　95g，2小时

（类型）半流食。

（食材）银耳（干）15g、玉竹（干）10g、百合（干）10g、去核红枣 10g、去核苹果 50g。

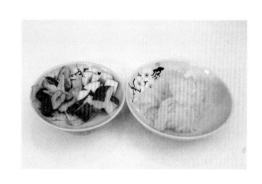

（做法）

（1）银耳、玉竹、百合和红枣清洗干净，泡发 40 分钟。银耳撕裂成小块；苹果清洗，去皮，切块。

（2）冷水放入所有食材，大火煮沸后，小火慢炖 1 个小时，即可食用。

（营养分析）玉竹是一种药食同源的食材，中医上认为玉竹具有养阴润燥、生津止渴的功效。银耳含有可溶性膳食纤维，能够缓解患者便秘。玉竹和银耳中的多糖能提高免疫力，缓解放疗、化疗的副作用。同时这种汤羹能起到润喉作用，可以起到保护口腔的作用。

（提示）　腹泻及糖尿病患者需要在医生密切指导下应用。

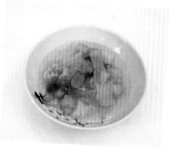

玉竹百合红枣银耳羹包含：
蛋白质 4g、碳水化合物 39g、脂肪 1g、热量 180kcal。

114. 芒果西米奶冻

295g，5 小时

类型 半流食。

食材 去皮去核芒果 50g、西米 35g、全脂牛奶 200ml、吉利丁粉 10g。

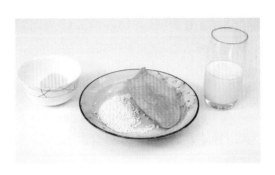

做法

（1）芒果挖出果肉；西米淘洗干净。冷水放入西米，煮到半透明，捞出西米放冷水里冷却。锅里换水，再煮西米至完全透明，捞出，把西米放入冷水冷却。最后捞出西米。把芒果和西米倒入容器。

（2）牛奶和吉利丁粉混合，加热至牛奶微沸状态。滤网架在容器上，在滤网上倒牛奶。

（3）盖上保鲜膜，冷藏 5 小时，即可食用。

营养分析 当患者感受到肠胃不适时，西米露是合适的食品选择。西米在煮的时候需要注意，第一次煮到半透明，中间还有白心就过水冷却，第二次煮到完全透明，过水冷却，这样煮出来的西米才能颗颗饱满。芒果的维生素和矿物质含量丰富，尤其含有较高的胡萝卜素。

提示 糖尿病患者需要在医生密切指导下应用。对芒果过敏患者不适宜食用。

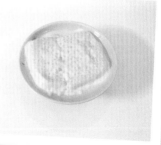

芒果西米奶冻包含：

蛋白质 15g、碳水化合物 42g、脂肪 6g、热量 286kcal。

115. 桂花紫薯山药糕

163g，15分钟

类型 泥状软食。

食材 去皮紫薯 50g、去皮山药 100g、桂花 10g、白砂糖 3g。

做法

（1）紫薯和山药洗净去皮，分别放入碗里，加水没过食材。用微波炉加热 8 分钟，取出后分别捻成泥。

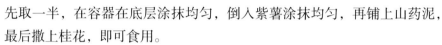

（2）山药泥和白砂糖混合，先取一半，在容器在底层涂抹均匀，倒入紫薯涂抹均匀，再铺上山药泥，最后撒上桂花，即可食用。

营养分析 山药含有有机锗，理论上能够抑制肿瘤细胞转移和增殖；山药中所含的黏液蛋白质和淀粉酶可以刺激消化液分泌，帮助患者改善消化问题。紫薯的花青素含量较高，用微波炉加热时间短，能够更好地保护这类抗氧化物质不被破坏。

提示

对于含高膳食纤维的食谱，胃部、肠道肿瘤患者少食；若患者有明显腹泻、腹胀、早饱等消化道症状，不建议食用。白砂糖仅在食欲差时，作为丰富食材口味采用。

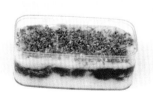

桂花紫薯山药糕包含：
蛋白质 3g、碳水化合物 30g、脂肪 1g、热量 139kcal。

116. 甜杏仁银耳羹 130g，3 小时

类型 半流食。

食材 白杏仁（干）30g、银耳（干）20g、去皮去核梨50g。

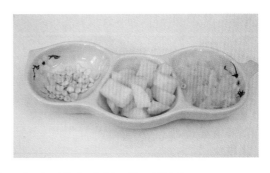

做法

（1）银耳掰成小块，温水泡发 30 分钟，切掉根部。梨洗净，去皮，切块。

（2）所有食材倒入水中，炖 3 小时到非常浓稠，即可饮用。

营养分析 对于只能食用流食的患者，银耳羹是较为营养的饮品选择。银耳含有丰富的胶质、矿物质和多种氨基酸。中医上认为具有滋阴润肺，养胃生津的功效；银耳多糖能够增强细胞的免疫功能，并改善便秘。杏仁不饱和脂肪酸含量很高，富含维生素 E，并且有平咳止喘的作用。

提示
对于含高膳食纤维的食谱，胃部、肠道肿瘤患者少食；若患者有明显腹泻、腹胀、早饱等消化道症状，不建议食用。

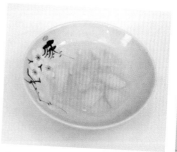

甜杏仁银耳羹包含：
蛋白质 4g、碳水化合物 28g、脂肪 5g、热量 179kcal。

117. 水果酸奶蛋挞

160g，15分钟

类型 软食。

食材 无蔗糖酸奶 50ml、蛋挞皮 40g、去蒂草莓 30g、去皮橘子 20g。

做法

（1）草莓洗净，去蒂，切两半；橘子剥皮，撕掉白丝。

（2）烤箱预热至150°，放入蛋挞皮烤10分钟，取出。

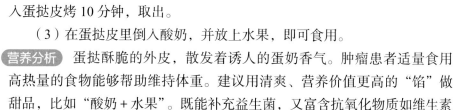

（3）在蛋挞皮里倒入酸奶，并放上水果，即可食用。

营养分析 蛋挞酥脆的外皮，散发着诱人的蛋奶香气。肿瘤患者适量食用高热量的食物能够帮助维持体重。建议用清爽、营养价值更高的"馅"做甜品，比如"酸奶＋水果"。既能补充益生菌，又富含抗氧化物质如维生素C，并提供能量，营养满分。

提示

本食谱脂肪含量较高，肝胆胰术后患者需要在医生密切指导下应用。糖尿病患者需要在医生密切指导下应用。

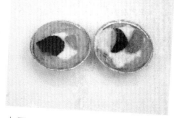

水果酸奶蛋挞包含：

蛋白质 3g、碳水化合物 25g、脂肪 11g、热量 214kcal。

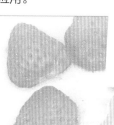

118. 迷你豆沙包

70g，2 小时

类型 软食。

食材 红豆沙 25g、面粉 45g。

做法

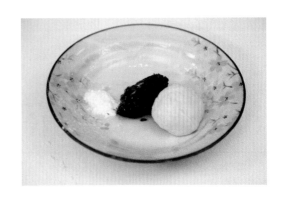

（1）发面 2 小时。擀成一张长方形的面皮，切两份。

（2）将红豆沙挤入裱花袋，剪一个 2cm 直径的豁口。在面皮上方挤成一条。从上面往下卷，用刀切除多余的面，捏紧接口。

（3）切成 3cm 小段。用蒸锅蒸 25 分钟，即可食用。

营养分析 豆沙软绵甜蜜，容易咀嚼，属于少渣食物。本食谱中，把豆沙包做小，方便作为常备加餐，适合咀嚼消化功能差的患者。另外，市面上豆沙馅种类繁多，普遍添加糖较高，建议患者自制豆沙馅能控制精制糖摄入，避免引起高血糖。

提示 糖尿病患者需要在医生密切指导下应用。

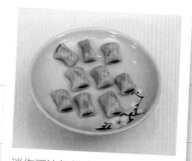

迷你豆沙包包含：

蛋白质 4g、碳水化合物 46g、脂肪 1g、热量 209kcal。

119. 蒸米糕（2人份）　315g，45分钟

类型 软食。

食材 黏米粉50g、鸡蛋（2个）100g、全脂牛奶50ml、玉米油5g、赤藓糖醇10g、去蒂草莓30g、蓝莓30g。

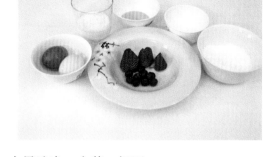

做法

（1）把鸡蛋蛋清和蛋黄分离，分别放入两个碗里。在有蛋黄的碗里放入玉米油、黏米粉和牛奶，充分搅拌。水果洗净，去蒂，切丁。

（2）在蛋清的碗里，放5g糖，充分打发至起沫，再放入5g糖，打发至完全泡沫坚硬，蓬松。把打发好的蛋白倒入蛋黄碗里，从下向上翻拌，混合均匀。

（3）把混合好的蛋液倒入蒸碗里，再放入水果，盖保鲜膜，用蒸锅蒸25分钟。即可食用。

营养分析 米糕糯软，容易咀嚼和消化，同时热量密度高，能快速补充能量。赤藓糖醇对于嗜甜和高血糖的患者是可以选择的代糖产品，安全性较高，可以用于代替传统的白砂糖。用蒸锅制作，省时省力，同时最大程度地保留水果中的维生素C和有机酸。

> **提示**
> 糖尿病患者需要在医生密切指导下应用。

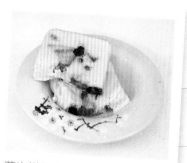

蒸米糕包含：

蛋白质18g、碳水化合物53g、脂肪15g、热量419kcal。

120. 南瓜牛奶炖蛋 420g，30分钟

类型 流食。

食材 去皮去瓤南瓜 50g、全脂牛奶 200ml、鸡蛋（2 个）100g、蔓越莓干 10g、赤藓糖醇 5g、柠檬汁 5ml。

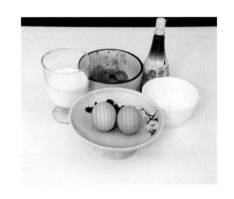

做法

（1）南瓜洗净，去皮去瓤，切块。碗里放入南瓜和水，挤入柠檬汁，微波炉加热 7 分钟。把南瓜捻成泥，铺在蒸碗底部。

（2）鸡蛋打散，并和牛奶、赤藓糖醇混合均匀，过筛。倒入蒸碗里，放上蔓越莓干，盖上保鲜膜，扎 3 个小孔。蒸 15 分钟，即可食用。

营养分析 牛奶和鸡蛋是常见性价比较高的食材，富含优质蛋白质和多种促进机体康复的维生素和矿物质。患者无论在治疗期还是康复期，都需要注意膳食中鸡蛋和牛奶的摄入，能够有效改善营养不良。

提示
本食谱脂肪含量较高，可换成脱脂牛奶，肝胆胰术后患者需要在医生密切指导下应用。乳糖不耐受患者，可以用舒化奶代替。

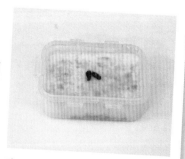

南瓜牛奶炖蛋包含：
蛋白质 20g、碳水化合物 20g、脂肪 15g、热量 297kcal。

121. 蓝莓藕粉羹

300g，3小时

类型 泥状软食。

食材 藕粉 25g、椰浆 25ml、脱脂牛奶 200ml、蓝莓 30g。

做法

（1）藕粉、椰浆和牛奶混合，搅拌至没有干粉。放到微波炉里加热 90 秒。

（2）取出后和蓝莓搅拌。包上保鲜膜，冷藏 3 小时。

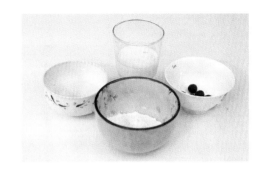

营养分析 这道甜品融合了椰奶的香气、牛奶的醇厚、蓝莓的酸甜和藕粉的香稠。利用藕粉的高淀粉特点将食材黏合在一起，能量密度很高，并且容易咀嚼。蓝莓的抗氧化营养素丰富，升糖指数较低，适合肿瘤患者食用。

提示 糖尿病患者需要在医生密切指导下应用。

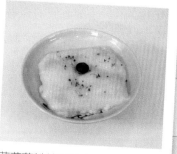

蓝莓藕粉羹蛋包含：

蛋白质 6g、碳水化合物 40g、脂肪 6g、热量 237kcal。

饮品

122. 鸳鸯思慕雪

300g，15分钟

类型 浓流食。

食材 去皮去核牛油果 50g、去皮红心火龙果 50g、低糖乳酸菌饮料 100ml、无蔗糖酸奶 100ml。

做法

（1）牛油果和火龙果分别挖出果肉，放入两个碗里。

（2）杯子底层：牛油果和低糖乳酸菌饮料混合榨汁，倒在杯子里。

（3）杯子上层：火龙果和无蔗糖酸奶混合榨汁，倒在牛油果果昔上面。

营养分析 火龙果＋无蔗糖酸奶口感清爽，风味独特，能细细地感觉到食物的原始味道；低糖乳酸菌饮料＋牛油果口感绵绸，有一种冰激凌的味道。牛油果号称"森林黄油"，高能高脂，以油酸为主，具有抗炎作用；红心火龙果富含花青素，具有抗氧化作用。乳酸菌和酸奶需要冷藏，以保证有益菌活性。

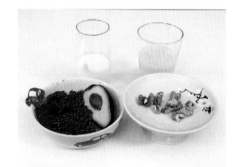

提示

本食谱脂肪含量较高，肝胆胰术后患者需要在医生密切指导下应用。

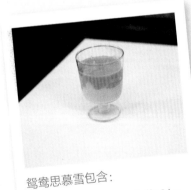

鸳鸯思慕雪包含：

蛋白质 5g、碳水化合物 26g、脂肪 12g、热量 231kcal。

123. 高蛋白菠萝奶昔 280g，15分钟

类型 浓流食。

食材 无蔗糖酸奶 200ml、去皮去芯菠萝 50g、去皮荸荠 30g。

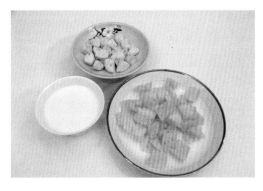

做法 荸荠洗净，去皮，切块；菠萝切块。把所有食物混合，用料理机充分搅拌。即可食用。

营养分析 这道饮品口感酸甜，能够增加患者食欲。菠萝中消化酶和酸奶的益生菌都有助于肠胃健康，促进消化，减轻进食带来的负担。新鲜的荸荠含有荸荠英，对金黄色葡萄球菌和大肠杆菌等具有抑制作用。

提示 口腔或喉咙有疼痛感及溃疡的患者，避免使用菠萝，可以用其他水果代替。

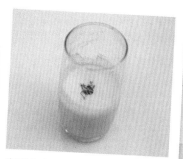

高蛋白菠萝奶昔包含：
蛋白质 6g、碳水化合物 21g、脂肪 6g、热量 162kcal。

124&125. 紫苏生姜饮 120g/155g，45分钟

类型 流食。

食材

清流食版本：紫苏叶 10g、去核苹果 100g、生姜 5g、红糖 5g。

全营养浓流食版本：紫苏叶 10g、去核苹果 100g、生姜 5g、特殊医学用途配方食品（全营养）40g。

做法

（1）清流食版本：紫苏叶洗净；苹果洗净，切块；生姜切片，一起煮 45 分钟，过滤，倒入杯子中，加入红糖，搅拌均匀。

（2）浓流食版本：紫苏叶洗净；苹果洗净，切块；生姜切片，一起煮 45 分钟，过滤，倒入杯子中，晾至温热（约 45℃）后，加入全营养粉剂，搅拌均匀。

营养分析 紫苏生姜饮可以用来缓解恶心、呕吐等不适症状。紫苏中含有异白苏烯酮和紫苏酮，有解热和刺激消化液分泌的功效。姜是天然消除恶心的配方，尤其对药物治疗引起的恶心非常有效，所含的姜辣素和姜醇，能够帮助温中止吐。本食谱根据患者的需求可以做成清流食和浓流食。浓流食加入了全营养素，营养更加丰富，热量更高。

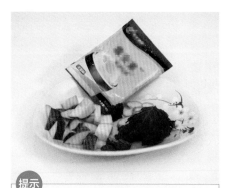

提示 根据患者的疾病及其营养需求，在医生密切指导下选择合适的营养产品。食欲不佳患者，可加少量红糖调味。

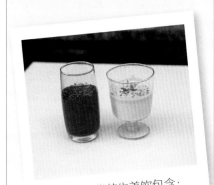

清流食版本紫苏生姜饮包含：蛋白质 0g、碳水化合物 6g、脂肪 0g、热量 24kcal。

浓流食版本紫苏生姜饮包含：蛋白质 6g、碳水化合物 25g、脂肪 6g、热量 176kcal。

126. 胡萝卜苹果橙子暖饮　　155g，15分钟

类型 流食。

食材 去皮去核苹果50g、去皮胡萝卜50g、去皮橙子50g、白砂糖5g。

做法

（1）苹果和胡萝卜洗净，去皮，切块；橙子剥开，切块。

（2）所有食材倒入蒸锅，蒸15分钟。把蒸好的食材放入料理机，再倒入150ml温水，榨汁，过滤。放糖，即可饮用。

营养分析 肿瘤患者的抵抗力普遍较差，蔬果加热是更安全的烹饪方法，并且可以激发和增加食物的甜味，让这道暖饮的口感更丰富。用蒸来取代其他烹饪方式来加工蔬果的原因有两个，一是避免过度、过长时间加热导致营养素流食，二是蒸可以让食材保留水分，维持口感。因此蒸水果是更好地处理食材的方式。

提示 白砂糖仅在食欲差时，作为丰富食材口味采用。

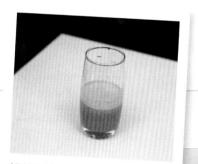

胡萝卜苹果橙子暖饮包含：
蛋白质1g、碳水化合物22g、脂肪0g、热量94kcal。

127. 止吐开胃暖饮

155g，60分钟

(类型) 流食。

(食材) 去皮去核梨 50g、去核大枣（干）20g、桂圆（干）10g、姜片 5g、去核山楂（干）10g、桂花 5g、陈皮 5g。

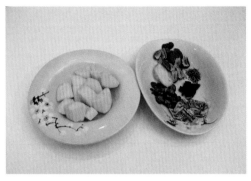

(做法)

（1）把所有的食物洗净，用清水浸泡 30 分钟。

（2）倒入 500ml 冷水，放入所有食材，煮沸，转至小火，煮 30 分钟。过滤，即可饮用。

(营养分析) 姜是天然的止呕佳品，能缓解肿瘤引起的恶心呕吐。这道食谱用梨、桂圆干和红枣增添风味，代替了传统的白砂糖，营养更加丰富，并且果糖的甜味更有层次。肿瘤患者需要避免过多使用白砂糖，高血糖会延迟伤口愈合和升高身体炎症。对于口腔和喉咙不适患者，冷藏一下，口感更佳。

提示
　　肠胃不适的患者避免用姜等辛辣刺激调料。

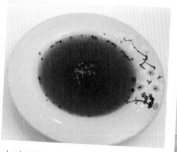

止吐开胃暖饮包含：

蛋白质 1g、碳水化合物 39g、脂肪 1g、热量 169kcal。

128. 鎏金岁月

330g，15分钟

类型 半流食。

食材 去皮去瓤木瓜 100g、即食燕麦片 20g、核桃仁 10g、低脂牛奶 200ml。

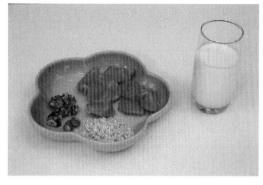

做法

（1）将木瓜洗净，去皮去籽，把果肉切成小块。

（2）将所有食材混合并搅拌均匀，倒入搅拌机内，加入牛奶搅打 30 秒，倒出，即可饮用。

营养分析 成熟的木瓜香气诱人，果肉厚实又细腻。木瓜的升糖指数较低，含有一种蛋白酶，能够帮助消化，并且富含维生素 C 和胡萝卜素。燕麦的营养丰富，富含膳食纤维；核桃的维生素 E 含量很高；牛奶的营养均衡，富含优质蛋白质。这道食谱无论做加餐还是早餐，都是适合帮助患者康复的选择。

提示 本食谱脂肪含量较高，可换成脱脂牛奶，肝胆胰术后患者需要在医生密切指导下应用。乳糖不耐受患者，可以用舒化奶代替。

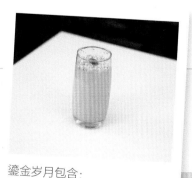

鎏金岁月包含：

蛋白质 10g、碳水化合物 34g、脂肪 9g、热量 252kcal。

129. 黄瓜猕猴桃果汁

200g，15分钟

类型 流食。

食材 去皮黄瓜 100g、去皮猕猴桃 100g。

做法

（1）黄瓜洗净去皮，切块；猕猴桃挖出果肉。

（2）把黄瓜和猕猴桃过滤倒入料理机，再倒入 100ml 清水，充分搅拌。即可饮用。

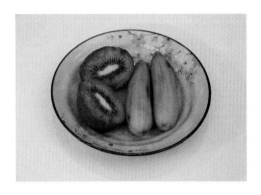

营养分析 清甜黄瓜和酸甜可口的猕猴桃都属于低升糖指数水果，并且水分含量高，能用来改善口干，缓解喉咙不适。这道蔬果昔富含丰富的抗氧化物质，比如膳食纤维、维生素 C、胡萝卜素，理论上能够帮助患者修复受损的机体细胞，同时增强患者的免疫力。

提示 对于含高膳食纤维的食谱，胃部、肠道肿瘤患者少食；若患者有明显腹泻、腹胀、早饱等消化道症状，不建议食用。

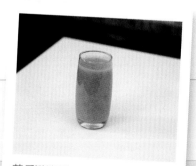

黄瓜猕猴桃果汁包含：

蛋白质 2g、碳水化合物 17g、脂肪 1g、热量 83kcal。

130. 台式冬瓜汁

230g，2 小时

类型 流食。

食材 去瓤冬瓜 200g、红糖 20g、桂圆（干）10g。

做法

（1）冬瓜皮用盐洗净，切块。拿红糖腌制 30 分钟，析出水分。

（2）把所有食材倒入锅中，加水，大火煮沸。转至小火慢炖 1 小时。过滤，即可饮用。

营养分析 口干和溃疡是常见的放疗副作用，这道清凉甜蜜的冬瓜汁能够有效帮助患者缓解不适症状。当因为化疗后口腔黏膜破损，不能进食固体食物的时候，冬瓜汁含有维生素 C，缓解放化疗的损伤。对于口腔和喉咙不适患者，冷藏一下，口感更佳。

提示

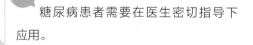

糖尿病患者需要在医生密切指导下应用。

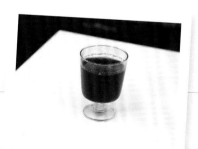

台式冬瓜汁包含：

蛋白质 1g、碳水化合物 29g、脂肪 1g、热量 122kcal。

第九节

最简食谱

131. 鸡茸青菜末白米粥
140g，30 分钟

类型 半流食。

食材 鸡胸肉 50g、奶白菜软叶 50g、白米 40g、盐 1g。

做法

（1）鸡胸肉剁碎；奶白菜软叶洗净，切碎；大米淘洗干净。

（2）锅里倒入清水，放米，煮沸后转至小火，慢煮 25 分钟。倒入鸡茸、菜末煮 3 分钟。放盐，即可食用。

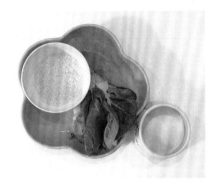

营养分析 当患者以稀饭为主要食物时，要尽可能增加优质蛋白质、维生素和矿物质的摄入，而不是单一的主食。鸡胸肉是优质蛋白质的食物来源，并且脂肪含量较低，适合对脂肪不耐受的患者。小白菜不仅富含多种抗氧化营养素，并且草酸含量较低，有利于营养素吸收。

提示 糖尿病患者需要在医生密切指导下应用。

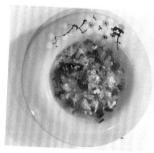

鸡茸青菜末白米粥包含：
蛋白质 14g、碳水化合物 33g、脂肪 3g、热量 211kcal。

132. 牛肉末青菜末小米粥　　140g，30分钟

类型 半流食。

食材 牛里脊肉 50g、上海青软叶 50g、小米 40g、盐 1g。

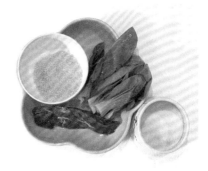

做法

（1）牛里脊肉剁碎；上海青软叶洗净，切碎；小米淘洗干净。

（2）锅里倒入清水，放米，煮沸后转至小火，慢煮 25 分钟。倒入肉末、菜末煮 3 分钟。放盐，即可食用。

营养分析 当患者以稀饭为主要食物时，要尽可能增加优质蛋白质、维生素和矿物质的摄入，而不是单一的主食。小米比精米营养更加丰富，尤其富含维生素 B 族。牛里脊肉不仅是优质蛋白质的来源，并且脂肪含量较低，富含血红素铁，适合患者食用。

提示
糖尿病患者需要在医生密切指导下应用。

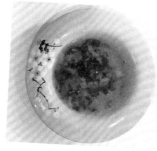

牛肉末青菜末小米粥包含：
蛋白质 15g、碳水化合物 34g、脂肪 2g、热量 209kcal。

133. 猪肉末青菜末龙须面

140g，15分钟

类型 半流食。

食材 猪里脊肉 50g、大白菜软叶 50g、龙须面 40g、盐 1g。

做法

（1）猪里脊肉剁碎；大白菜软叶洗净，切碎。

（2）锅里倒入清水，烧开，倒入面条，慢煮 5 分钟。倒入肉末、菜末煮 3 分钟。放盐，即可食用。

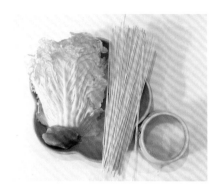

营养分析 当患者以烂面为主要食物时，要尽可能增加优质蛋白质、维生素和矿物质的摄入，而不是单一的主食。猪里脊肉富含丰富的 B 族维生素及微量元素。同时猪肉的肌酸含量较高，能够促进肌肉生长。大白菜叶软嫩，更容易被消化吸收。

提示 糖尿病患者需要在医生密切指导下应用。

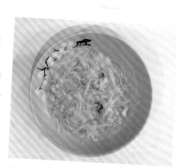

猪肉末青菜末龙须面包含：
蛋白质 17g、碳水化合物 30g、脂肪 5g、热量 229kcal。

134. 蛋花青菜碎龙须面

140g，15分钟

类型 半流食。

食材 鸡蛋（1个）50g、菠菜软叶 50g、龙须面 40g、盐 1g。

做法

（1）鸡蛋打散；菠菜软叶洗净，切碎。

（2）锅里倒入清水，烧开，倒入面条，慢煮 5 分钟。打入蛋花和放入菜末煮 3 分钟。放盐，即可食用。

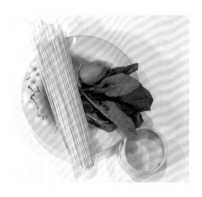

营养分析 当患者以烂面为主要食物时，要尽可能增加优质蛋白质、维生素和矿物质的摄入，而不是单一的主食。鸡蛋的蛋白质是最接近人体蛋白质比例的食物蛋白质。鸡蛋蛋黄的蛋白质、维生素和矿物质含量比蛋清更高。菠菜富含胡萝卜素和叶黄素，是抗氧化营养素含量较高的蔬菜。

提示 糖尿病患者需要在医生密切指导下应用。

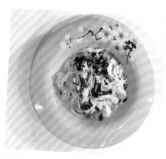

蛋花青菜碎龙须面包含：
蛋白质 13g、碳水化合物 32g、脂肪 5g、热量 229kcal。

135. 虾菜丸

80g，15分钟

类型 泥状软食。

食材 去壳去线河虾 50g、奶白菜软叶 20g、淀粉 10g、盐 0.5g。

做法

（1）虾仁洗净，去壳去线，切碎；奶白菜软叶切碎。

（2）所有食材用料理机打成泥后，利用手的虎口，捏成丸子。

营养分析 丸子利于患者咀嚼和消化，同时营养价值较高，推荐患者食用。虾仁是高优质蛋白质、低饱和脂肪酸的食物代表，同时虾仁的锌和镁含量较丰富。适合对海鲜不过敏的患者食用，有助于提升患者的免疫能力及改善营养不良。

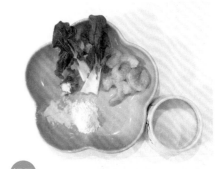

提示 对海鲜过敏患者不宜食用。糖尿病患者需要在医生密切指导下应用。

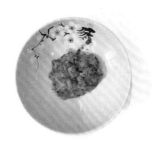

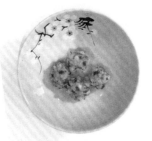

虾菜丸包含：

蛋白质 9g、碳水化合物 11g、脂肪 1g、热量 86kcal。

136. 鱼丸

56g，15分钟

类型 泥状软食。

食材 去骨去刺鱼肉 50g、淀粉 6g、盐 0.5g。

做法

（1）鱼肉洗净，剁碎。

（2）所有食材用料理机打成泥后，利用手的虎口，捏成丸子。

营养分析 丸子利于患者咀嚼和消化，同时营养价值较高，推荐患者食用。推荐用肉质鲜嫩、刺少的鱼制作鱼丸，如巴沙鱼、龙利鱼、鲈鱼、鳕鱼和三文鱼等。鱼肉的蛋白质含量高，富含优质不饱和脂肪酸，对肌肉和糖原恢复具有好处，有助于改善患者营养不良状况。

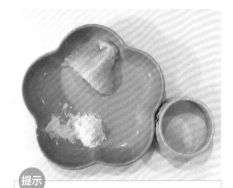

提示

本食谱脂肪含量较高，肝胆胰术后患者需要在医生密切指导下应用。对海鲜过敏患者不宜食用。糖尿病患者需要在医生密切指导下应用。

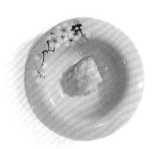

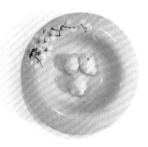

鱼丸包含：

蛋白质 9g、碳水化合物 6g、脂肪 3g、热量 88kcal。

附录

附录一　常用食材营养含量表

附表 1　富含钙的食物（mg/100g 可食部）

名称	含量	名称	含量
全脂牛奶	107	青豆(干)[青大豆]	200
沙棘	104	豆腐丝	204
豌豆(花)	106	荆豆(干)	207
油菜	148	花豆(干,紫)	221
黑枣(无核)[乌枣]	108	黑豆(干)[黑大豆]	224
全脂软酪	110	蚕豆(烤)	229
鸡蛋黄(乌骨鸡)	112	芥菜(鲜)[雪里蕻,雪菜]	230
鲚鱼(大)[大凤尾鱼]	114	木豆(干)[扭豆,豆蓉]	231
豆腐(南)[南豆腐]	113	蟹肉	231
豆腐皮	239	萝卜缨(小萝卜)	238
酸奶	128	海带(浸)[江白菜,昆布]	241
鸭蛋黄	123	炼乳(甜,罐头)	242
河蟹	126	木耳(干)[黑木耳,云耳]	247
甜菜叶(鲜)	117	杏仁(烤干,不加盐)	266
芥蓝[甘蓝菜,盖蓝菜]	121	鲍鱼[杂色鲍]	266
蛤蜊	133	奶片	269
毛豆(鲜)[青豆,菜用大豆]	135	梭子蟹	280

名称	含量	名称	含量
扁豆(干)	137	荠菜 [蓟菜,菱角菜]	294
豆腐(北)	105	金针菜(鲜)[黄花菜]	301
鲈鱼 [鲈花]	138	豆腐干	447
酸奶(果料)	140	千张 [百页]	313
扇贝(鲜)	142	素鸡	319
酸奶(脱脂)	146	河虾	325
油豆腐	147	脑豆	327
龙豆(鲜)	147	芸豆(杂,带皮)	349
杏干	147	奶豆腐(脱脂)	360
油菜(小)	153	羊乳酪	360
茴香(鲜)[小茴香]	154	塘水虾 [草虾]	403
豆腐卷	156	酸枣	435
酸奶(高蛋白)	161	奶豆腐(鲜)	597
鹰嘴豆 [桃豆]	150	奶疙瘩 [奶酪干,干酸奶]	730
口蘑(白蘑)	169	硬质干酪	731
海虾	146	榛子(炒)	815
苋菜(紫,鲜)[红苋]	178	奶皮子	818
苋菜(绿,鲜)	187	虾皮	991
黄豆 [大豆]	191	豆腐干(小香干)	1019
油菜(黑)	191	曲拉	1217

附表2 富含铁的食物（mg/100g 可食部）

名称	含量	名称	含量
猪肉	1.3	牛肉干	15.6
鸡蛋	1.6	山羊肉(生)	13.7
羊肉	3.9	豆腐皮	11.7
鸭蛋	2.9	芝麻子(白)	14.1
牛肉(里脊肉)[牛柳]	4.4	腐竹	16.5
鹅蛋	4.1	藕粉	17.9
驴肉(瘦)	4.3	羊血	18.3
猪腰子	4.6	奶疙瘩[奶酪干,干酸奶]	18.7
小米	5.1	扁豆(干)	19.2
豌豆尖	5.1	口蘑(白蘑)	19.4
黄颡鱼[戈牙鱼,黄鳍鱼]	6.4	胡麻子	19.7
水芹菜	6.9	石斑鱼(老虎斑)	21.6
黑豆(干)[黑大豆]	7.0	火鸡肝	20.7
胡萝卜缨(红)	8.1	桂花藕粉	20.8
金针菜(鲜)[黄花菜]	8.1	猪肝	23.2
黄豆[大豆]	8.2	鲍鱼(杂色鲍)	22.6
蚕豆(干)	8.2	芝麻子(黑)	22.7
南瓜子(熟)[白瓜子]	9.1	鸭肝	23.1
苦菜[节节菜,据马菜]	9.4	豆腐干(小香干)	23.3

名称	含量	名称	含量
荞麦(带皮)	10.1	鸡血	25.0
甘薯粉 [地瓜粉]	10.0	草鱼(熏)	25.7
蛤蜊	10.9	蟹肉(大闸蟹,公,蒸)	30.2
虾米 [海米,虾仁]	11.0	蛏子	33.6
樱桃(野,白刺)	11.4	鸭血(母麻鸭)	39.6
鸡肝	12.0	鸭肝(母麻鸭)	50.1
鸡蛋黄粉	10.6	木耳(干) [黑木耳,云耳]	97.4
海参	13.2	珍珠白蘑(干)	189.8

附表 3　富含锌的食物（mg/100g 可食部）

名称	含量	名称	含量
鸭蛋黄	3.09	鸭肝(母麻鸭)	6.91
黄豆 [大豆]	3.34	酱牛肉	7.12
豆腐皮	4.08	南瓜子(炒) [白瓜子]	7.12
黑豆(干) [黑大豆]	4.18	牛肉干	7.26
松子仁	4.61	香杏片口蘑(干)	7.83
牛肉	4.70	口蘑(白蘑)	9.04
奶疙瘩 [奶酪干,干酸奶]	5.24	牡蛎 [海蛎子]	9.39
猪肝	3.68	螺蛳	10.27
葵花子(炒,咸)	5.91	扇贝(鲜)	11.69

名称	含量	名称	含量
羊肉干	6.19	山核桃(熟)[小核桃]	7.07
西瓜子(炒)	6.76	生蚝	71.20

附表4　富含硒的食物（μg/100g 可食部）

名称	含量	名称	含量
人参果	1.86	豆腐干(小香干)	23.60
香菇(鲜)[香蕈、冬菇]	2.58	松花蛋(鸭蛋)[皮蛋]	25.24
牛肉	3.15	鹅蛋黄	26
菠萝蜜[木菠萝]	4.17	鸡蛋黄	27.01
金针菜(鲜)[黄花菜]	4.22	葵花子(熟,原味)	56.68
桑葚	5.65	鹅蛋	27.24
海带[江白菜,昆布]	5.84	鸡蛋黄粉	27.70
黄豆[大豆]	6.16	杏仁(大杏仁)	27.06
黑豆(干)[黑大豆]	6.79	带鱼[白带鱼,刀鱼]	36.67
猪肉	7.90	腊羊肉	44.62
鸡	11.92	鸡肝	38.55
奶片	12.10	黄鱼(大黄花鱼)	42.57
鸭	12.25	松花蛋(鸡蛋)	44.32
奶疙瘩[奶酪干,干酸奶]	14.68	鸭肝	57.27
杏仁	15.65	羊肾	58.90

名称	含量	名称	含量
鳕鱼(烤)	34	小麦胚粉	65.20
鹅	17.68	牛肾	70.25
西瓜子(炒)	23.44	猪肾 [腰子]	157.24

附表 5　富含维生素 A 的食物（μg RAE/100g）

名称	含量	名称	含量
鸡肝	10414	哈密瓜	77
鸭血(母麻鸭)	110	胡萝卜(红)[金笋,丁香萝卜]	344
肉鸡(肥)	226	胡萝卜(黄)	344
鸡心	910	豌豆尖	226
猪肝	6502	芥菜(大叶,鲜)[盖菜]	142
羊肉串(烤)	52	南瓜(栗面)	127
刺梨 [茨梨,木梨子]	242	韭菜	133
调制乳(全脂,强化 VA,VD)	66	小白菜 [青菜]	154
奶片	75	芹菜叶(鲜)	244
鸡蛋	255	油菜(黑)	122
鸭蛋	261	苦苣菜 [苦菜,天精菜]	4528
鹌鹑蛋	337	金针菜(鲜)[黄花菜]	153
沙棘	320	羽衣甘蓝	364
蜜橘	138	菠菜(鲜)[赤根菜]	243

续表

名称	含量	名称	含量
芒果 [大头]	173	荸荠(鲜)[蓟菜,菱角菜]	216
木瓜 [番木瓜]	73	豆瓣菜(鲜)[西洋菜,水田芥]	796

附表 6　富含维生素 C 的食物（mg/100g）

名称	含量	名称	含量
玉米(鲜)	16	水萝卜 [脆萝卜]	45
鸭肝	18	萝卜缨(白)	77
猪肝	20	草莓 [洋莓、凤阳草莓]	47
柠檬	22	辣椒(青,尖)	59
油菜薹 [菜薹]	65	西蓝花 [绿菜花]	56
葡萄柚 [西柚]	38	红果 [山里红、大山楂]	53
橘(四川红橘)	33	苦瓜(鲜)[凉瓜,癞瓜]	56
大白菜	37.5	中华猕猴桃 [毛叶猕猴桃]	62
芥菜(鲜)[雪里红、雪菜]	31	甜椒 [灯笼椒,柿子椒]	130
菠菜 [赤根菜]	32	黑醋栗 [黑加仑]	181
橙	33	辣椒(红、小)	144
蒜苗(绿色,青蒜)	35	苜蓿 [草头,金花菜]	102
油菜(黑)	24	沙棘	204
樱桃番茄(小西红柿)	33	冬枣	243
荔枝	41	枣(鲜)	243

名称	含量	名称	含量
木瓜（番木瓜）	43	酸枣	900
桂圆	43	刺梨 [茨梨、木子梨]	2585

附表 7　富含维生素 E 的食物（mg/100g）

名称	含量	名称 2	含量
腊肉（生）	6.23	杏仁	18.53
腊羊肉	7.26	红螺	20.70
红果 [山里红、大山楂]	7.32	小麦胚粉	23.20
大闸蟹（母）	6.05	榛子（炒）	25.20
口蘑（白蘑）	8.57	蟹黄	23.12
桑葚	9.87	豆腐卷	27.63
扇贝（鲜）	11.85	豆腐皮	46.55
鸭蛋黄	12.72	腐竹	27.84
豆腐干	13	羊肝	29.93
赤贝	13.22	黄豆粉	33.69
泥蚶 [血蚶、珠蚶]	13.23	松子（熟）	28.25
油饼	13.72	葵花子（炒，咸）	26.46
鸡蛋黄粉	14.43	核桃（鲜）	41.17
鸡肉松	14.58	芝麻子（黑）	50.40
花生仁（炒）	14.97	葵瓜子仁	79.09

续表

名称	含量	名称 2	含量
牛肉松	18.24	鹅蛋黄	95.70

附表 8 富含 β - 胡萝卜素的食物（μg/100g 可食部）

名称	含量	名称	含量
小米	100	木瓜 [番木瓜]	870
玉米(黄、干)	100	葱(小葱,鲜)	840
杏仁(炒)	100	南瓜(鲜)[窝瓜、番瓜]	890
扁豆 [月亮菜]	150	紫菜(干)	1370
山核桃(熟)[小核桃]	137	芒果 [抹猛果,望果]	897
豆角	200	哈密瓜	920
四季豆 [菜豆]	210	鸡油菌 [黄丝菌,杏菌]	1490
甘薯(白心)(红皮山芋)	220	芥菜(大叶,鲜)[盖菜]	1700
黄豆 [大豆]	220	辣椒(红、小)	1390
豌豆(干)	250	韭菜	1596
水萝卜 [脆萝卜]	250	蜜橘	1660
豇豆	526	小白菜 [青菜]	1853
蚕豆(去皮)	300	金针菜(鲜)[黄花菜]	1840
海带(浸)[江白菜,昆布]	310	小叶橘	2460
黄豆粉	380	菠菜(鲜)[赤根菜]	2920
荷兰豆	480	芹菜叶(鲜)	2930

名称	含量	名称	含量
番茄 [西红柿]	375	胡萝卜(红)[金笋,丁香萝卜]	4130
油菜(小)	1460	早橘	5140
海棠果 [揪子]	710	野苋菜 [假苋菜]	7150
甘薯(红心)(山芋红薯)	750	苦苣菜 [苦菜,天精菜]	54330

附录二 恶性肿瘤患者膳食指导国家行业标准

ICS 11.020
C 55

WS

中 华 人 民 共 和 国 卫 生 行 业 标 准

WS/T 559—2017

恶性肿瘤患者膳食指导

Dietary guide for cancer patients

2017-08-01 发布　　　　　　　　　　　　　　　2018-02-01 实施

中华人民共和国国家卫生和计划生育委员会　　　　　　发　布

前　言

本标准参照 GB/T 1.1—2009 给出的规则起草。

本标准起草单位：中国医学科学院肿瘤医院、苏州大学附属第一医院、中国人民解放军总医院、浙江大学医学院附属第二医院、中国疾病预防控制中心营养与健康所、中山大学肿瘤防治中心。

本标准主要起草人：孙燕、袁芃、陶敏、周莉、薛长勇、张片红、黄建、杨晓光、张兵、石汉平、潘宏铭、叶文锋、徐瑞华、丛明华。

恶性肿瘤患者膳食指导

1. 范围

本标准规定了成人恶性肿瘤患者膳食指导原则、能量和营养素推荐摄入量、食物选择。

本标准适用于在抗肿瘤治疗期和康复期的恶性肿瘤患者（尤指携瘤患者）进行膳食指导。

2. 术语和定义

下列术语和定义适用于本文件

恶性肿瘤（malignant neoplasms）恶性细胞不受控制地进行性增长和扩散，浸润和破坏周围正常组织，可以经血管、淋巴管和体腔扩散转移到身体其他部位的疾病。

3. 恶性肿瘤患者膳食指导原则

·合理膳食，适当运动。

·保持适宜的、相对稳定的体重。

·食物的选择应多样化。

·适当多摄入富含蛋白质的食物。

·多吃蔬菜、水果和其他植物性食物。

·多吃富含矿物质和维生素的食物。

·限制精制糖摄入。

·肿瘤患者抗肿瘤治疗期和康复期膳食摄入不足，在经膳食指导仍不能满足目标需要量时，建议给予肠内、肠外营养支持治疗。

4. 恶性肿瘤患者能量和营养素推荐摄入量

能量

一般按照 20 ~ 25kcal/（kg·d）（非肥胖患者的实际体重）来估算卧床患者的能量，30 ~ 35kcal/（kg·d）（非肥胖患者的实际体重）来估算能下床活动患者的能量，再根据患者的年龄、应激状况等调整为个体化能量值。

蛋白质

一般可按 1g/（kg·d）～1.2g/（kg·d）（非肥胖患者的实际体重）给予，严重营养消耗者可按 1.2kcal/（kg·d）～2g/（kg·d）（非肥胖患者的实际体重）给予。

脂肪

脂肪供能占总能量 35%～50%。推荐适当增加富含 n-3 及 n-9 脂肪酸食物。

碳水化合物

碳水化合物供能占总能量 35%～50%。

水

水（饮水和食物中所含水）一般按 30～40mL/（kg·d）给予，使每日尿量维持在 1000～2000mL。有心、肺、肾等脏器功能障碍的患者特别注意防止液体过多。

矿物质及维生素

参考同龄、同性别正常人的矿物质及维生素每日推荐摄入量给予。在没有缺乏的情况下，不建议额外补充。

5. 恶性肿瘤患者的食物选择

谷类和薯类

保持每天适量的谷类食物摄入，成年人每天摄入 200～400g 为宜。在胃肠道功能正常的情况下，注意粗细搭配。

动物性食物

适当多吃鱼、禽肉、蛋类，减少红肉摄入。对于放化疗胃肠道损伤患者，推荐制作软烂细碎的动物性食品。

豆类及豆制品

每日适量食用大豆及豆制品。推荐每日摄入约 50g 等量大豆，其他豆制品按水分含量折算。

蔬菜和水果

推荐蔬菜摄入量 300～500g，建议各种颜色蔬菜、叶类蔬菜。水果摄入量 200～300g。

油脂

使用多种植物油作为烹调油，每天在 25～40g。

6. 其他

避免酒精摄入。

限制烧烤（火烧、炭烧）、腌制和煎炸的动物性食物。

肿瘤患者出现明确的矿物质及维生素等营养素缺乏时，在寻求医学治疗的同时，可考虑膳食强化而补充部分营养素。

参考文献

1. Achamrah N，Oshima T，Genton L. Innovations in energy expenditure assessment[J]. Curr Opin Clin Nutr Metab Care，2018，21(5)：321-328.

2. Arends J，Bachmann P，Baracos V，et al. ESPEN guidelines on nutrition in cancer patients[J]. Clinical Nutrition，2017，36(1)：11-48.

3. Arends J，Baracos V，Bertz H，et al. ESPEN expert group recommendations for action against cancer-related malnutrition [J]. Clin Nutr，2017，36(5)：1187-1196.

4. Barret M，Malka D，Aparicio T，et al. Nutritional Status Affects Treatment Tolerability and Survival in Metastatic Colorectal Cancer Patients：Results of an AGEO Prospective Multicenter Study[J]. Oncology，2011，81(5-6).

5. Bergman P，Sperneder S，Jonas Höijer，et al. Low Vitamin D Levels Are Associated with Higher Opioid Dose in Palliative Cancer Patients–Results from an Observational Study in Sweden[J]. PLoS One，2015，10(5)：e0128223.

6. Capuron L，Ravaud A，Neveu P J，et al. Association between decreased serum tryptophan concentrations and depressive symptoms in cancer patients undergoing cytokine therapy[J]. Mol Psychiatry，2002，7(5)：468-473.

7. Cederholm T，Barazzoni R，Austin P，et al. ESPEN Guidelines on Definitions and Terminology of Clinical Nutrition[J]. Clinical nutrition (Edinburgh，Scotland)，2016，36(1)：49-64.

8. Cederholm T，Bosaeus I，Barazzoni R，et al. Diagnostic criteria for malnutrition–An ESPEN Consensus Statement[J]. Clinical Nutrition，2015，34(3)：335-340.

9. Cederholm T，Jensen GL，Correia MITD，et al. GLIM criteria for the diagnosis of malnutrition-A consensus report from the global clinical nutrition community [J]. Clin Nutr，2019，38(1)：1-9.

10. Chien-Yu LU，Shih YL，Sun LC，et al. The Inflammatory Modulation Effect of Glutamine-Enriched Total Parenteral Nutrition in Postoperative Gastrointestinal Cancer Patients[J]. American Surgeon，2011，77(1)：59-64.

11. Daly L E，Bhuachalla，é. Ní，et al. Malnutrition in 822 Irish cancer patients undergoing chemotherapy：prevalence and impact on quality of life and survival[J]. Annals of Oncology，2016，27(suppl-6).

12. Ezeoke C C，Morley J E . Pathophysiology of anorexia in the cancer cachexia syndrome[J]. Journal of Cachexia，Sarcopenia and Muscle，2015，6(4)：287-302.

13. Fabbro Ed，Baracos V，Demark-Wahnefried W，et al. nutrition and the cancer patient[M]. Oxford：Oxford University Press，2010：7-14;37-54.

14. Hébuterne X，Lemarié E，Michallet M，et al. Prevalence of malnutrition and current use of nutrition support in patients with cancer[J]. Jpen Journal of Parenteral & Enteral Nutrition，2014，38(2)：196-204.

15. Hu WH，Monsoon CC，Eisenstein S，et al. Preoperative malnutrition assessments as predictors of postoperative mortality and morbidity in colorectal cancer：an analysis of ACS-NSQIP[J]. Nutrition Journal，2015，14(1)：91.

16. Jouinot A，Vazeille C，Durand JP，et al. Resting energy expenditure in the risk assessment of anticancer treatments. Clin nutr，2018，37(2)：558-565.

17. Krasnow S M，Marks D L. Neuropeptides in the pathophysiology and treatment of cachexia[J]. Current Opinion in Supportive and Palliative Care，2010，4(4)：266-271.

18. Li B，Liu HY，Guo SH，，et al. Impact of early postoperative enteral nutrition on clinical outcomes in patients with gastric cancer[J]. Genetics and molecular research，2015，14(2)：7136-7141.

19. Lis CG，Gupta D，Lammersfeld CA，et al. Role of nutritional status in predicting quality of life outcomes in cancer–a systematic review of the epidemiological literature[J]. Nutrition Journal，2012，11(1)：27.

20. Mahan LK，Raymond JL. Krause's food & the nutrition care process，fourteen edition[M]. Missouri：Elsevier Inc，2017：158-160;737-754.

21. Moreno F A，Heninger GR，Mcgahuey CA，et al. Tryptophan depletion and risk of depression relapse：a prospective study of tryptophan depletion as a potential predictor of depressive episodes[J]. Biol Psychiatry，2000，48(4)：327-329.

22. Muscaritoli M，Lucia S，Farcomeni A，et al. Prevalence of malnutrition in patients at first medical oncology visit：the PreMiO study[J]. Oncotarget，2017，8(45)：79884-79896.

23. Nikniaz Z，Somi MH，Nagashi S，et al. Impact of Early Enteral Nutrition on Nutritional and Immunological Outcomes of Gastric Cancer Patients Undergoing Gastrostomy：A Systematic Review and Meta-Analysis[J]. Nutrition and Cancer，2017：1-9.

24. Patra S K，Arora S. Integrative role of neuropeptides and cytokines in cancer anorexia–

cachexia syndrome[J]. Clin Chim Acta，2012，413(13-14)：1025-1034.

25. Philipson TJ，Snider JT，Lakdawalla DN，et al. Impact of oral nutritional supplementation on hospital outcomes. Am J Manag Care，2013，19(2)：121-128.

26. Planas，Mercè，álvarez-Hernández，et al. Prevalence of hospital malnutrition in cancer patients：a sub-analysis of the PREDyCES®study[J]. Supportive Care in Cancer，2016，24(1)：429-435.

27. Pressoir M，Desné，S，Berchery D，et al. Prevalence，risk factors and clinical implications of malnutrition in French Comprehensive Cancer Centres[J]. British Journal of Cancer，2010，102(6)：966-971.

28. Silva F R D M，De Oliveira M G O A，Souza A S R，et al. Factors associated with malnutrition in hospitalized cancer patients：a croos-sectional study[J]. Nutrition Journal，2015，14(1)：123.

29. Souza MTP，Singer P，Ozorio GA，et al. Resting energy expenditure and body composition in patients with head and neck cancer：an observational study leading to a new predictive equation. Nutrition，2018，51-52：60-65.

30. Theis V S，Sripadam R，Ramani V，et al. Chronic Radiation Enteritis[J]. Gastroenterologist，2010，22(1)：70-83.

31. Vazeille C，Jouinot A，Durand JP，et al. Relation between hypermetabolism，cachexia，and survival in cancer patients：a prospective study in 390 cancer patients before initiation of anticancer therapy. Am J Clin Nutr，2017，105(5)：1139-1147.

32. Von KäNel R，Müller-Hartmannsgruber，Veronika，Kokinogenis G，et al. Vitamin D and Central Hypersensitivity in Patients with Chronic Pain[J]. Pain Med，2014，15(9)：1609-1618.

33. Weimann A，Braga M，Carli F，et al. ESPEN guideline：clinical nutrition in surgery. Clin Nutr，2017，36(3)：623-650.

34. Wie G A，Cho Y A，Kim S Y，et al. Prevalence and risk factors of malnutrition among cancer patients according to tumor location and stage in the National Cancer Center in Korea[J]. Nutrition，2010，26(3)：263-268.

35. Wolfgang J，Köstler，Hejna M，et al. Oral Mucositis Complicating Chemotherapy and/or Radiotherapy：Options for Prevention and Treatment[J]. CA A Cancer Journal for Clinicians，2001，51(5)：290-315.

36. Yoshida S，Kaibara A，Ishibashi N，et al. Glutamine supplementation in cancer

patients[J]. Nutrition，2001，17(9)：766-768.

37. WS/T 599—2017.恶性肿瘤患者膳食指导 [S]. 中华人民共和国卫生行业标准，2017.

38. 丛明华，王杰军，方玉，等 . 肿瘤内科住院患者膳食认知行为横断面多中心研究 [J]. 肿瘤代谢与营养电子杂志，2017，4(1)：1-6.

39. 丛明华，石汉平 . 肿瘤患者简明膳食自评工具的发明 [J]. 肿瘤代谢与营养电子杂志，2018，5(01)：11-13.

40. 中国抗癌协会，中国抗癌协会肿瘤营养与支持治疗专业委员会，中国抗癌协会癌症康复与姑息治疗专业委员会，等 . 口服营养补充指南 [J]. 肿瘤代谢与营养电子杂志，2015，2(04)：33-34.

41. 中国抗癌协会 . 肿瘤恶液质 [M]. 北京：人民卫生出版社，2015.

42. 中国抗癌协会肿瘤营养与支持治疗专业委员会 . 中国肿瘤营养治疗指南 [M]. 北京：人民卫生出版社，2015.

43. 中国营养学会 . 中国居民膳食指南 [M]. 北京：人民卫生出版社，2016.

44. 于康，周晓容，郭亚芳 . 恶性肿瘤住院患者营养风险和营养不足发生率及营养支持应用状况调查 [J]. 肿瘤学杂志，2011，17(06)：408-411.

45. 于康，李增宁，丛明华，等 . 恶性肿瘤患者康复期营养管理专家共识 [J]. 营养学报，2017，39(04)：321-326.

46. 侯景丽，方玉，辛晓伟，等 . 肺癌住院患者营养风险及营养支持情况调查 [J]. 临床合理用药杂志，2013，6(20)：11-12.

47. 党诚学 . 肿瘤患者临床营养支持手册 [M]. 西安：世界图书出版西安有限公司，2015.

48. 刘娟，张霞 . 食管癌患者围术期营养不良与并发症的相关性及危险因素分析 [J]. 中国医药导报，2018(35)：102-105.

49. 刘宇，毛正发，杜波，等 . 营养支持治疗对肝癌患者术后恢复及远期生存的影响 [J]. 肝胆胰外科杂志，2018，30(06)：457-461.

50. 刘明，石汉平 . 中国恶性肿瘤营养治疗通路专家共识 [M]. 北京：人民卫生出版社，2018.

51. 吴国豪，王浩，张延伟，等 . 消化道肿瘤手术后早期应用免疫增强型肠内营养的作用 [J]. 肠外与肠内营养，2003(01)：8-11，14.

52. 吴国豪，谈善军 . 成人家庭肠外营养中国专家共识 [J]. 中国实用外科杂志，2017，37(04)：406-411.

53. 周雪，邓颖 . 肿瘤患者营养风险和营养支持现状及营养相关生化指标分析 [J]. 现代预防医学，2019，46(05)：820-822，864.

54. 姚克青，丛明华，代忠，等．骨骼肌减少与肺癌毒性反应及化疗疗效相关性研究 [J]. 肿瘤代谢与营养电子杂志，2018，5(01)：59-62.

55. 孙海峰，章黎，万松林，等．肿瘤住院病人营养治疗现状多中心调查报告 [J]. 中国实用外科杂志，2018，38(06)：654-658.

56. 应丽美，陈芳芳，陈艺丹，等．国内肿瘤患者的营养风险及营养不良研究现状分析 [J]. 肿瘤代谢与营养电子杂志，2017，4(02)：226-231.

57. 曹远东，孙新臣，唐心宇，等．全程营养支持治疗对鼻咽癌急性放疗反应及治疗依 从性的影响 [J]. 临床肿瘤学杂志，2016，21(04)：349-352.

58. 李子建，姚玉昕，李海龙，等．住院患者肿瘤相关营养不良现况分析：一项横断面 调查研究 [J]. 中国临床医生杂志，2016，44(6)：19-23.

59. 李帆，李靖，田彩琴，等．肠内外营养对胃肠肿瘤化疗患者营养和毒副反应的观察 [J]. 肿瘤代谢与营养电子杂志，2018，5(01)：43-47.

60. 王昆．癌性疼痛与营养不良 [J]. 肿瘤代谢与营养电子杂志，2014，1(02)：35-38.

61. 王玉侠，王人卫．恶性肿瘤患者静息能量代谢研究现状 [J]. 中华临床营养杂志，2011，19(1)：47-50.

62. 石汉平，李增宁，王昆华，等．营养管理新模式——HCH[J]. 肿瘤代谢与营养电子杂 志，2015，2(03)：23-26.

63. 石汉平，许红霞，李苏宜，等．营养不良的五阶梯治疗 [J]. 肿瘤代谢与营养电子杂 志，2015，2(01)：29-33.

64. 石汉平．恶性肿瘤病人营养诊断及实施流程 [J]. 中国实用外科杂志，2018，38(03)：257-261.

65. 罗智鹏，石华伟，薛瑶纯，等．常见恶性肿瘤住院病人营养状态的调查和分析 [J]. 肠 外与肠内营养，2016，23(3)：162-164.

66. 罗迪，张雪，邓窈窕．肿瘤患者癌性疼痛和心理痛苦及营养不良的相关性研究进展 [J]. 中国全科医学，2018，21(29)：3654-3658.

67. 肺癌营养指南 [J]. 肿瘤代谢与营养电子杂志，2016，3(01)：34-36.

68. 胡雪玲，宋娟荣．经外周中心静脉置管与植入式静脉输液港辅助化疗在结直肠癌肝 转移患者中的应用效果 [J]. 临床医学研究与实践，2018，3(36)：17-19.

69. 蒋平，王国年，孔庆玲，等．手术后恶心呕吐的机制及其防治 [J]. 现代生物医学进 展，2012，12(21)：4186-4189.

70. 袁凯涛，石汉平．欧洲临床营养和代谢学会指南：外科临床营养解读 [J]. 中国实用外 科杂志，2017，37(10)：1132-1134.

71. 许静涌，唐普贤，陈伟，等 . 老年肿瘤患者营养风险、营养不良及营养治疗情况调查 [J]. 肿瘤代谢与营养电子杂志，2018，5(02)：159-164.

72. 谢黎，王莉，刘晓艳 .PICC 置管与 CVC 置管在胃肠外营养治疗中的应用疗效比较 [J]. 现代医药卫生，2014，30(15)：2314-2315.

73. 赵鹏，莫如康，刘学敏 . 早期营养支持疗法对于头颈部癌放化疗患者的临床效果 [J]. 吉林医学，2018，39(12)：2328-2329.

74. 辛晓伟，方玉，王艳莉 .186 例肺癌患者营养状况评价 [J]. 肿瘤学杂志，2013，19(06)：439-442.

75. 陈娟，杜成，丁震宇，等 . 恶性肿瘤患者营养状况及相关影响因素分析 [J]. 现代肿瘤医学，2018，26(01)：91-94.

76. 陈洪生，吕强，王雷，等 . 中国恶性肿瘤营养治疗通路专家共识解读：输液港 [J]. 肿瘤代谢与营养电子杂志，2018，5(03)：251-256.

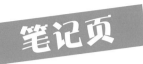